Keith Sherwood

Im Bett mit Shiva

Keith Sherwood

Im Bett mit Shiva

Eros, Sex und Transzendenz – vom Vorspiel bis zum Nachglühen

Aus dem Amerikanischen
von Anja Brandl

Kösel

Wichtiger Hinweis: Die in diesem Buch enthaltenen Meditationen und Übungen zur Aktivierung und Energetisierung der Chakren basieren auf langjähriger Erfahrung des Autors in der spirituell/therapeutischen Praxis. Sie sollen jedoch kompetenten medizinischen Rat nicht ersetzen. Im Zweifelsfall, bei akuten Beschwerden bzw. bei bereits bestehender Erkrankung ist stets ein Arzt, Therapeut oder eine andere qualifizierte Fachperson aufzusuchen. Autor und Verlag weisen darauf hin, dass Leser und Leserin selbst zu entscheiden haben, inwieweit sie die Anregungen in diesem Buch umsetzen möchten, und dass Selbstbehandlungen in eigener Verantwortung geschehen. Eine Haftung irgendwelcher Art von Seiten des Autors oder des Verlages wird hiermit ausgeschlossen.

Titel des Originalmanuskripts: *Sex & Transcendence.*

Bildnachweis: Norbert Guthier, Frankfurt/www.guthier.com: © Fotos auf den Seiten 10, 15, 39, 61, 79, 93, 105, 121, 139, 149, 165, 185, 197, 215 u. 236
Keith Sherwood: © alle übrigen Fotos und Illustrationen im Innenteil

FSC MIX Papier aus verantwortungsvollen Quellen FSC® C084279 www.fsc.org

Verlagsgruppe Random House FSC-DEU-0100
Das für dieses Buch verwendete FSC®-zertifizierte Papier
Galaxi-Supermatt liefert Sappi, Ehingen.

Umschlag: Weiss Werkstatt München
Umschlagmotiv: plainpicture/Glasshouse
Druck und Bindung: Polygraf Print, Presov
Printed in Slovak Republic
ISBN: 978-3-466-34525-0

Inhalt

12

13

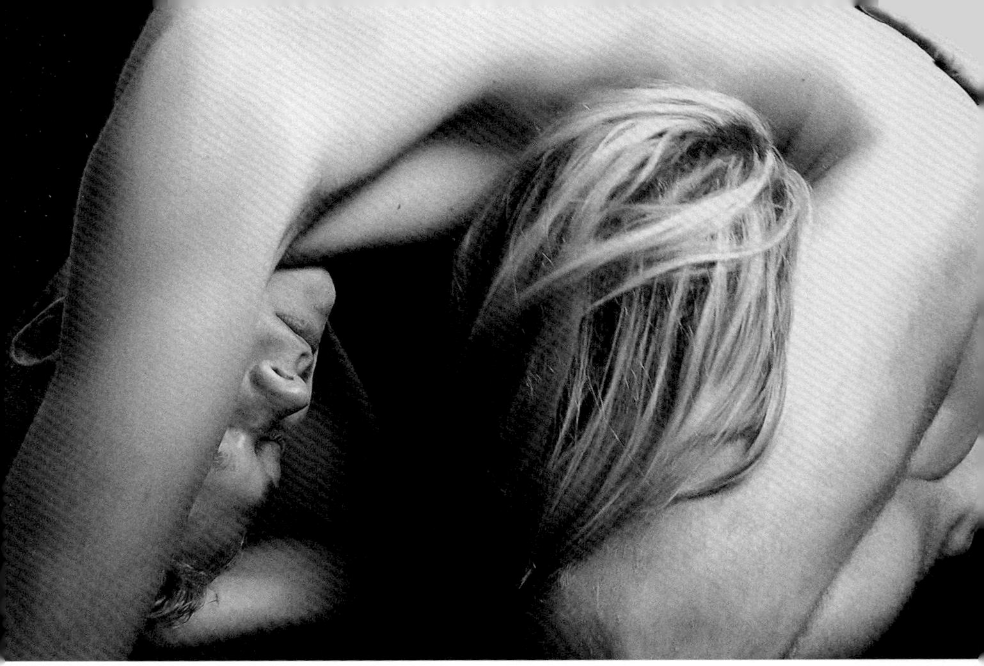

Einleitung

Wer kennt sie nicht – die Sehnsucht nach sexueller Ekstase und inniger, körperlicher Liebe? Beides sind starke Kräfte in unseren Beziehungen, und wer wünschte sich nicht die totale sexuelle Erfüllung und eine Beziehungstiefe, die das normale Erleben übersteigt? Wer sehnt sich nicht danach, mehr sexuelle Erregung, mehr Liebe und wahre Intimität mit einem Partner zu erleben und das Gefühl des Einsseins miteinander zu erfahren?

Über all dies und über das, was man tun kann, um Ekstase und Einssein Schritt für Schritt zu verwirklichen und letztendlich Realität werden zu lassen – darum geht es in diesem Buch.

Warum die Sehnsucht nach Verschmelzung und Ekstase so tief in uns verankert ist, wird klar, wenn wir die tantrische Weltanschauung betrachten. Die weisen Anhänger dieser Tradition wussten bereits vor mehr als tausend Jahren, dass menschliche Sexualität und die ihr zugrunde liegende Energie sehr mächtige Kräfte sind, die uns nicht nur in Ekstase versetzen können. Sie stellen auch machtvolle Mittel dar, um in transzendente Bewusstseinszustände zu gelangen und ungeahnte Tiefen gemeinsamer Intimität, kurzum eine ekstatische, sexuelle Beziehung miteinander zu erfahren.

Aber was genau ist eigentlich sexuelle Ekstase? Ist es einfach nur toller Sex, der einen total erschöpft und mit der Sehnsucht nach mehr zurücklässt, oder steckt etwas anderes dahinter? Zunächst einmal möchte ich klarstellen, dass es dabei in erster Linie darum geht, völlige Einheit mit einem Partner zu erleben. Aber sexuelle Ekstase ist noch mehr – es handelt sich um die äußere Manifestation einer elementaren Sexualität, die tief im menschlichen Energiefeld angelegt ist und aus ihm hervorgeht. Das menschliche Energiefeld ist nicht-physisch. Es durchdringt unseren ganzen Körper und ermöglicht, dass wir Vergnügen, Liebe, Intimität und Freude frei mit einem Partner erfahren können, ohne dass sich Blockaden, Karma, einschränkende Glaubenssätze oder irgendetwas anderes in dieses Erleben einmischen.

Vielleicht fragen Sie sich jetzt, ob der perfekte Partner nötig ist, um diese Dinge erreichen zu können, oder überhaupt ein Partner – die Antwort darauf ist eindeutig »nein«. Wenn man sich selber liebt und sich gestattet, seine ganz eigene sexuelle Identität und die dazugehörige Energie zu leben und auszudrücken, dann hat man alles, was man braucht, um sein wahres, ekstatisches Selbst zu verwirklichen und es auch mit einem Partner zu teilen.

Was Sie lernen können

Dieses Buch widmet sich dem menschlichen Energiefeld und erklärt, welche Rolle es bei menschlicher Sexualität und in Beziehungen spielt. Ich werde erläutern, wie man sexuelle Energie – die jedem von uns unaufhörlich zur Verfügung steht – steigern und stärken kann; ich zeige, wie man einschränkende Glaubenssätze und Tabus überwindet, die Kontraktionen im eigenen Feld und im Körper verursachen und das Potenzial für sexuelle Ekstase mindert; und ich schildere, wie man das sexuelle Potenzial seiner Chakren erhöht.

Sie werden lernen, Ihre Chakren zu aktivieren, ungeliebte und daher vernachlässigte Körperbereiche wieder anzunehmen und dadurch energetisieren zu können und wie Sie sich richtig in Ihrem Energiesystem zentrieren.

Wer sich richtig zentrieren kann, ist auch in der Lage, sich richtig zu erden. Mit stabiler Erdung wiederum lässt sich ein traditionelles sexuelles Vorspiel durch ein spirituelles Vorspiel ersetzen, was in der Partnerschaft für viel mehr sexuelle Erregung, Liebe und Intimität sorgt.

Auch können Sie lernen, den universellen Bewusstseinszustand orgasmischer Glückseligkeit zu verwirklichen, der statt einem rein genitalen Orgasmus die Erfahrung eines ganzkörperlichen, multiplen oder sogar endlosen Orgasmus möglich macht. In einen solchen Orgasmus ist das gesamte Energiesystem involviert. Sie erfahren den Zustand des Einsseins mit dem eigenen Selbst, dem Partner, dem Universellen Bewusstsein – und das bedeutet Transzendenz (Erleuchtung).

Ich werde außerdem in jedem Kapitel praktische Meditationen und Übungen vorstellen, bei denen ich mir erlaube, Sie der Unmittelbarkeit halber mit »du« anzusprechen.

Die Meditationen und Übungen lassen sich entweder allein oder mit einem Partner ausführen und einige sind ausschließlich für Paare gedacht. Alle Übungen zielen darauf ab, auf sexuellem Wege Grenzen zu überwinden, die uns durch unser eigenes Karma, unseren kulturellen Hintergrund oder durch persönliche Schwächen und Probleme auferlegt sind.

Meditationen helfen, die sexuelle Energie im eigenen Energiesystem zu befreien, ihren Fluss zu stärken, und sie vergrößern unsere Fähigkeit, Vergnügen, Liebe, Intimität und Freude zu erfahren. Da karmischer Ballast die Grundlage und Baustoff menschlicher Blockaden und persönlicher Schwächen ist, werde ich erläutern, warum und wie er eine intime Beziehung stört und was man tun kann, um durch ihn entstandene Blockaden aufzulösen. Besondere Aufmerksamkeit gilt dabei den Blockaden, die das Erleben und die Fähigkeit zu sexueller Ekstase und physischer Liebe beeinträchtigen.

Außerdem erkläre ich, wie man seine eigene, natürliche, geschlechtliche Ausrichtung wiederherstellen kann, denn bei den meisten Menschen ist sie verzerrt und beeinträchtigt. Ohne gesunde und ursprüngliche Polarität im eigenen Energiesystem hat man nämlich keinen Zugang zu den universellen Eigenschaften seiner göttlich-männlichen oder göttlich-weiblichen Natur, die in der tantrischen Tradition durch *Shiva* und *Shakti* repräsentiert werden. Und letztlich werden Sie lernen, wie man die universellen Eigenschaften Vergnügen, Liebe, Intimität und Freude mit einem Partner teilen kann.

Im Bett mit Shiva ist ein praktisches Buch für Singles und für Paare, die sich nach erfüllender Liebe, wahrer Intimität und sexueller Ekstase sehnen. Es steckt voller Informationen und leicht auszuführenden Meditationen, die Ihnen (und Ihrem Partner) dabei helfen, Ihren Körper, Geist und Ihr Energiefeld einzusetzen, um mehr sexuelles Vergnügen und Intimität verwirklichen zu können.

Während der vielen Jahre, in denen ich mit Menschen und an diesen Themen arbeite, habe ich gelernt, Energiefelder direkt zu erfahren und mit meinen Sinnen wahrzunehmen. Ich habe energetische Gegebenheiten und Interaktionen in den verschiedensten zwischenmenschlichen Momenten studiert. Das, was ich beobachten konnte, hat mir dabei geholfen, bestimmte Techniken zu entwickeln, die das menschliche Energiefeld in einen optimal funktionstüchtigen Zustand versetzen. Und es ist mir eine Ehre und Freude, diese Techniken nun an die Leserinnen und Leser meines Buches weiterzugeben.

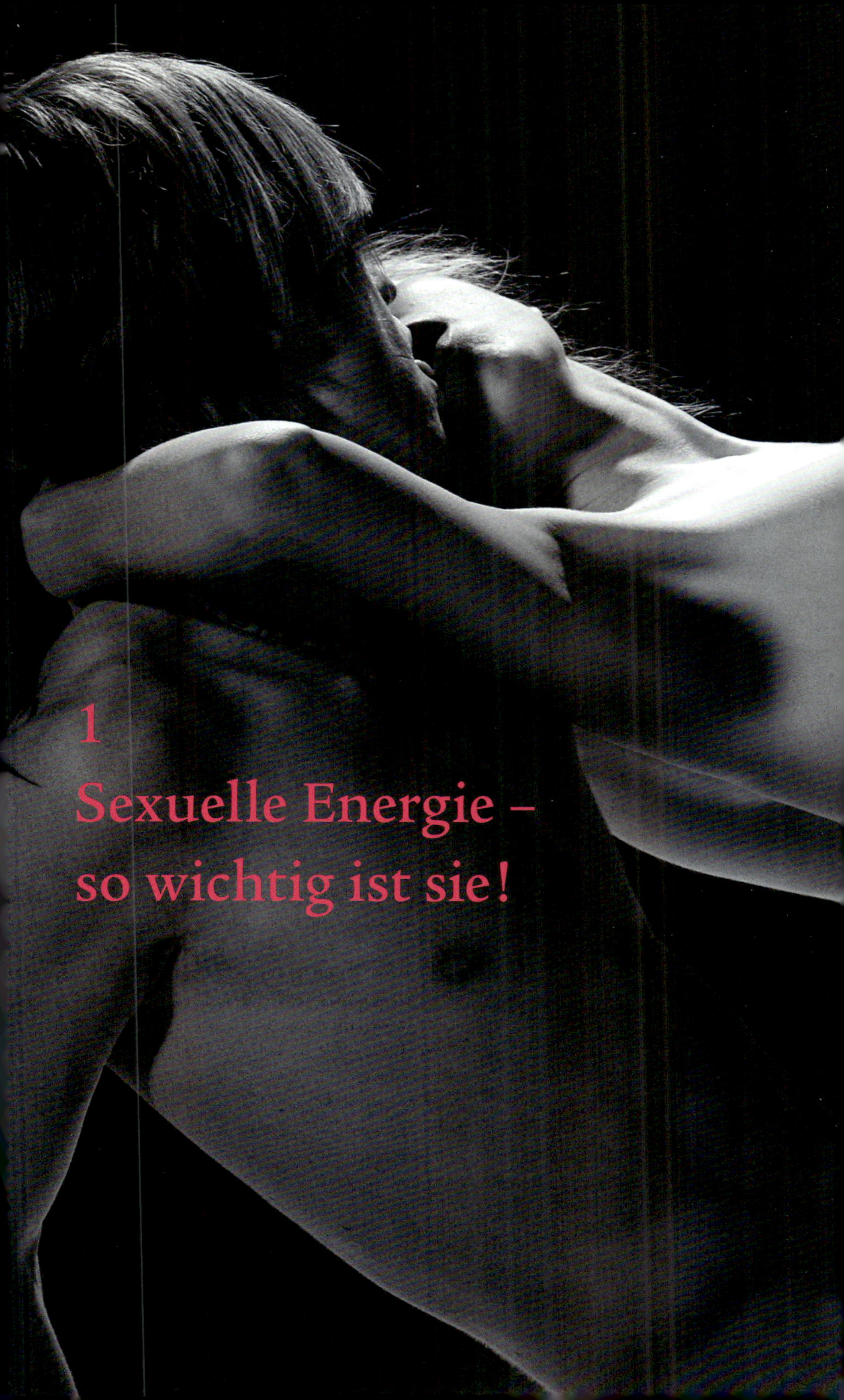

1
Sexuelle Energie – so wichtig ist sie!

Die Taoisten vertreten die Lehre, dass sich die allem zugrunde liegende Ur-Energie im Moment der Schöpfung in zwei Hälften teilte. Die Chinesen nennen diese beiden Hälften *Yin* und *Yang*. Diese Ur-Energie ist auch die Grundlage der menschlichen Sexualität. *Yin* steht für Weiblichkeit, Körper, Seele, Erde, Mond, Wasser, Nacht, Kälte, Dunkelheit und Zusammenziehung, *Yang* hingegen für Männlichkeit, Geist, Verstand, Himmel, Sonne, Tag, Feuer, Hitze, Sonnenlicht und Ausdehnung. Alles im Universum weist bestimmte Anteile von *Yin* und *Yang* auf und nichts, was existiert, ist ausschließlich *Yin* oder *Yang*. Alles besitzt Elemente von beidem. *Yin* und *Yang* sind niemals statisch – sie befinden sich stets im Austausch miteinander. Ein Extrem von *Yin* wird irgendwann zu *Yang* und ein Extrem von *Yang* wird irgendwann zu *Yin*. Wasser ist ein perfektes Beispiel dafür. Eigentlich ist es *Yin* – flüssig –, aber wenn es gefriert und zu Eis wird, ist es fest und somit *Yang*.

Die tantrische Bedeutung von Beziehung

Die menschliche Sexualität ist der Austausch und das Zusammenspiel weiblicher *Yin*- und männlicher *Yang*-Kräfte. Die Weltsicht des Tantra ähnelt der des Taoismus. Tantra sagt, dass der Mensch und seine Beziehungen ein Spiegel des Universums sind und dass der Austausch in einer Beziehung auch immer ein Austausch der universellen Ur-Kräfte ist.

Für die Tantriker ist die Entstehung des Universums das Resultat der Vereinigung männlicher und weiblicher Energien, die durch das bereits erwähnte göttliche Paar *Shiva* und *Shakti* repräsentiert werden. Sie gelten auch als Archetypen für das sexuelle Leben des Menschen. Die Tantriker lehren, dass *Shiva* und *Shakti* unmittelbar nach der Schöpfung aus der Singularität auftauchten, die man Universelles Bewusstsein nennt.

In Form von 36 *Tattvas* – das sind die einzelnen Schritte des Evolutionsprozesses – gelangte das Universum schließlich zu seiner breitgefächerten Mannigfaltigkeit. Das erste *Tattva* war die ursprüngliche Welt, die aus dem Universellen Bewusstsein auftauchte. Sie besaß noch keine Form. Aus ihr tauchten *Purusha* und *Prakriti* auf. *Purusha,* eine Vorform *Shivas,* war das ur-anfängliche Bewusstsein, und *Prakriti,* eine Vorform *Shaktis,* die ur-anfängliche Kraft (sexuelle Energie). Als sich diese beiden vereinten, trat das zweite *Tattva* in Erscheinung und wurde *Mahatattva* genannt. Genau zu diesem Zeitpunkt wurde die perfekte Balance des ur-anfänglichen, nicht-physischen Universums gestört, und die Evolution, so wie wir sie mit unseren Sinnen wahrnehmen können, begann. Dieser Moment war auch die Geburtsstunde sexueller Ekstase.

Laut Tantra ist sowohl die Evolution des Kosmos als auch die des Menschen ein andauernder Prozess, in dem *Shakti* (*Yin*) ununterbrochen von *Shiva* (*Yang*) befruchtet wird. Dieser unaufhörliche Schöpfungsakt und das damit einhergehende sexuelle Vergnügen bilden Kern und Motor des kosmischen Evolutionsprozesses, sind kosmische Wahrheit und Gegebenheit und spiegeln sich in der menschlichen Beziehung und Sexualität. Tantra sagt, das Universum wird unaufhörlich durch die Vereinigung der Gegensätze – *Yin* und *Yang*, *Shiva* und *Shakti* – geschaffen.

Das göttliche Paar ist somit Archetyp für sexuelle Liebe (*Eros*) und die intime, menschliche Beziehung. Die sexuelle Ekstase, die zwei Menschen miteinander erfahren können, wird als die grundlegend selbe angesehen, die auch das göttliche Paar miteinander erfährt. Das ist der Grund, warum die menschliche Sexualität im Tantra einen so viel größeren Stellenwert einnimmt als in anderen Traditionen – sie ist nicht nur reine Fortpflanzung, sondern gilt als göttlicher Akt. Ekstase und Intimität zwischen Menschen gelten als tief innewohnende, göttliche Kräfte und werden gezielt eingesetzt, um die Barrieren einzureißen, die das Gefühl des Getrenntseins vom eigenen Selbst, vom Partner und vom Universellen Bewusstein hervorrufen. Letztendlich streben die Tantriker also danach, den Zustand des Einsseins durch sexuelle Ekstase und Intimität (wieder)zuerlangen.

Allerdings muss man kein tantrischer Meister sein, um sexuelle Ekstase zu verwirklichen. Jeder Mensch ist ein interdimensionales Wesen mit einem Energiesystem, das die Kapazität besitzt, Liebe und sexuelle Ekstase auf allen Dimensionen des stofflichen und nicht-stofflichen Universums zu erfahren und mit einem Partner zu teilen.

Die Informationen und Meditationen in diesem Buch sind genau darauf angelegt, Ihnen diese Tatsache wieder ins Bewusstsein zu rücken und innewohnende Kräfte zu mobilisieren; denn ob es Ihnen bisher bewusst war oder nicht – Sie können lernen, die schlafenden Kräfte Ihres Energiesystems einzusetzen, um eine ekstatische sexuelle Beziehung mit Ihrem eigenen Selbst und einem Partner zu verwirklichen. Um all das noch besser zu verstehen, spreche ich zunächst von *Shakti* – dem weiblichen Prinzip und der Quelle sexueller Energie.

Shakti und sexuelle Energie

Die Göttin *Shakti* ist in Form von kreativer, sexueller Energie die treibende Kraft der Evolution. *Shakti* ist verantwortlich für die Mannigfaltigkeit an Lebensformen, die es sowohl im physischen als auch im nicht-physischen Universum gibt. Ohne *Shakti* gäbe es kein ehrfurchtgebietendes Universum, keine fühlenden Wesen, die sich dessen bewusst wären, und natürlich keine sexuelle Ekstase.

Shaktis sexuelle Energie ist die Quelle für jeden kreativen Prozess im Universum. Sie verbindet alles miteinander, was in den physischen und den nicht-physischen Dimensionen existiert. Und sie liefert das Medium, durch das wir uns als Menschen aufeinander beziehen und ausdrücken können.

Auf physisch-materieller Ebene besitzt Energie in erster Linie physische Eigenschaften wie Kraft, elektrische Ladung oder Temperatur. Sexuelle Energie hingegen ist nicht-physisch und hat ausschließlich universelle Eigenschaften. Ich werde später noch darauf zurückkommen. Was man aber zunächst wissen sollte, ist, dass universelle Energie nur lebensbejahende Eigenschaften hat, die Menschen auf die freudvollste und direkteste Art und Weise zueinanderführt. Zu diesen Eigenschaften gehören Vergnügen, Liebe, Intimität, Freude, Wahrheit, Freiheit und bedingungslose Liebe (Glückseligkeit).

Universelle Eigenschaften verursachen keinerlei Anhaftungen oder verbinden Menschen auf ungesunde Art und Weise miteinander. Sie sorgen vielmehr für mehr Freiheit, Selbstgewahrsein, Selbstvertrauen und Liebe, und sie machen sexuelle Ekstase zu einem der befriedigendsten Momente, die man mit sich selbst und mit einem anderen Menschen erleben kann.

Obwohl das gesamte physische und nicht-physische Universum von sexueller Energie durchdrungen ist, sind sich die meisten Menschen dieser Energie nicht bewusst – außer vielleicht in Momenten tief empfundener, gemeinsamer Intimität – oder sie wissen nicht, wie wichtig sie eigentlich ist. Manchmal aber lässt sie sich ganz klar und deutlich wahrnehmen: Man spürt sie und ihre universellen Eigenschaften immer dann, wenn man von einem anderen Menschen begeistert ist oder wenn man Vergnügen, Liebe, Intimität und Freude mit (s)einem Partner erfährt; auch wenn man einen Schub an Lebendigkeit oder Kreativität spürt und immer dann, wenn man tief zufrieden oder befriedigt ist oder sich sehr wohlfühlt.

Manchen Menschen ist die außergewöhnliche Macht sexueller Energie vielleicht schon bewusst geworden. Wird sie beispielsweise beim Sex entfesselt, kann durch sie ein Paar in einen transzendenten Zustand katapultiert werden, in dem es keine Probleme und Sorgen mehr gibt und stattdessen – wenn auch nur für den Moment – genau dieselbe Glückseligkeit erlebt wird, die das lebendige Universum unaufhörlich erfährt. Jeder von uns trägt unerschöpfliche Reserven sexueller Energie in sich, und dieser Strom versiegt nie. Er ist letzten Endes der Stoff, aus dem wir alle gemacht sind.

Die tantrischen Meister wussten von der transzendenten Natur dieser Energie und nutzten den Akt des Liebesspiels wie ein Gefährt, um den inneren Zustand der Einheit zu erfahren, ihn miteinander zu teilen und zu genießen.

Sicher gibt es auch in unserer Gesellschaft Menschen, die sich dieser transformativen Kraft bereits bewusst sind. Aber nur wenige wissen, dass ihr eigener Körper und das Energiefeld, das ihn durchdringt, speziell dafür gemacht sind, Einheit und Glückseligkeit zu erfahren, sie mit dem eigenen Selbst zu erleben und mit einem anderen Menschen zu teilen.

Das menschliche Energiefeld existiert sowohl innerhalb unseres physischen Körpers als auch um ihn herum. Zu ihm gehören zahlreiche Energiekörper und unser Energiesystem. Dieser Zusammenschluss sorgt dafür, dass wir uns ausdrücken und mit anderen Menschen austauschen können. Zu den wichtigsten Organen des Energiesystems zählen die Chakren, Auren, Meridiane und die kleinen Energiezentren (siehe Abb. 1, 3 und 9, S. 46, 80). Sie sorgen dafür, dass sexuelle Energie ins Energiefeld gelangt und dort optimal verteilt wird, sodass ein Erleben sexueller Ekstase möglich wird.

Auf all das werde ich im Verlauf dieses Buches noch genauer eingehen; doch zunächst einmal sollten Sie wissen, dass Ihr Energiesystem und -feld dafür gemacht sind, sexuelle Energie

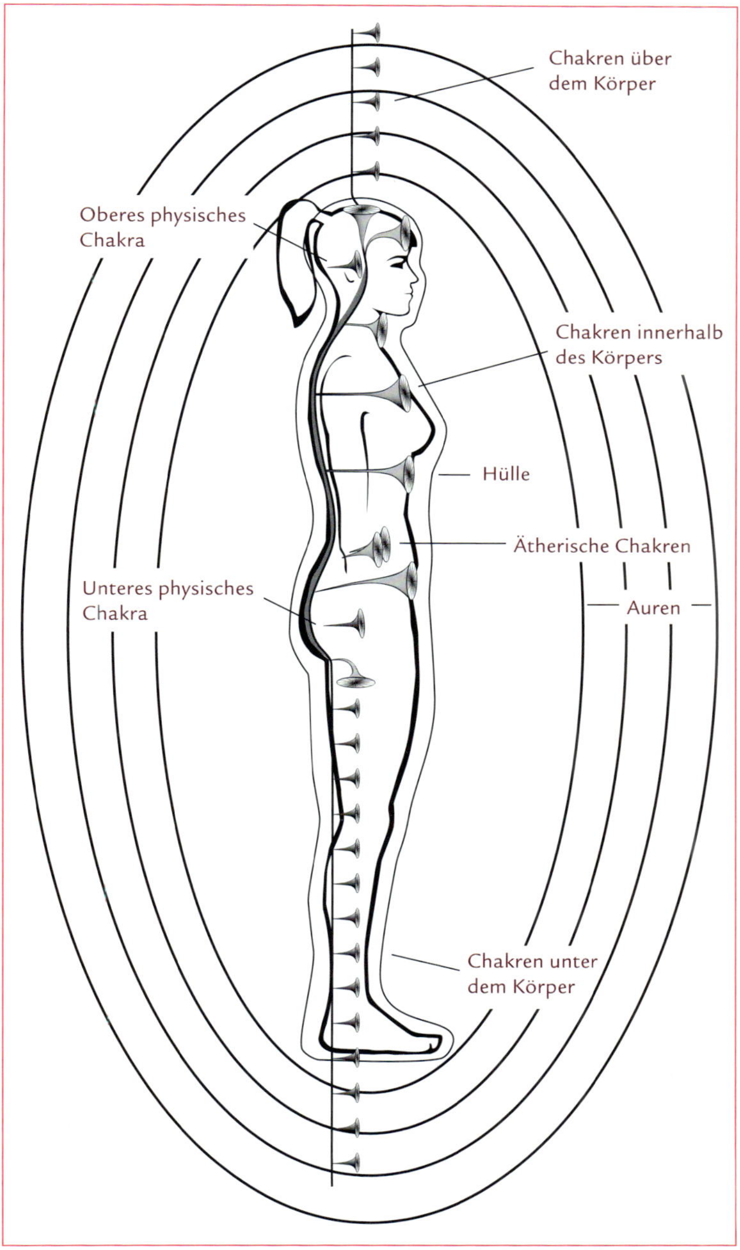

Abb. 1: Das menschliche Energiesystem

zu befördern und auszutauschen, um letztendlich mit einem anderen Menschen universelle Eigenschaften – in Form von Liebe, Kontakt, Berührung und natürlich von sexueller Ekstase – ausdrücken und erleben zu können.

Die universellen Eigenschaften Vergnügen, Liebe, Intimität und Freude werden von unserem eigenen Energiefeld erzeugt. Um sie mit anderen Menschen zu teilen, muss die sexuelle Energie, die tief aus unserem Inneren auftaucht, jedoch erst einmal angenommen werden. Nur dann können Energiefeld und physischer Körper die Funktion, für die sie eigentlich gemacht sind, optimal erfüllen.

Vertrauen ist unabdingbar

Seit mehr als dreißig Jahren arbeite ich mit Menschen, die sexuelle Ekstase und eine transzendente Beziehung zu ihrer höchsten Priorität gemacht haben. Über all die Jahre konnte ich feststellen, dass ein Mensch nur dann ausreichend sexuelle Energie ausstrahlen kann, wenn er sich selbst und seinem Partner voll und ganz vertraut und weiß, dass das Universum ihm wohlgesonnen ist. Diese Art von Vertrauen kann nur dann erlangt werden, wenn man lernt, seine einschränkenden Überzeugungen und bestehende kulturelle Tabus zu überwinden, da sie den freien Fluss sexueller Energie durch das eigene Energiefeld enorm verringern.

Vertrauen bedeutet zu wissen, dass es gut und sicher ist, sexuelle Energie frei und unbefangen auszustrahlen. Mit gesundem Vertrauen kann sexuelle Energie frei fließen. Ängste und Tabus hingegen führen dazu, dass bestimmten Bereichen des Körpers oder des Energiesystems der freie Fluss versagt wird – sie geraten unter Anspannung und das schnürt den Energiefluss schließlich ab. Eigentlich ist jeder Mensch durch einschränkende Überzeugungen und kulturelle Tabus belastet. Sie haben zur Folge, dass wir unseren Körper und seine Bedürfnisse eher mit Argwohn betrachten, und das macht es unendlich schwer, sich selbst oder einem Partner wirklich zu trauen. Ohne Vertrauen jedoch lassen sich die Blockaden und Schwächen, die einem ungewollte Grenzen auferlegen, nur schwer überwinden.

Schon die international bekannten Sexualforscher William H. Masters und Virginia E. Johnson haben in ihrer bahnbrechenden Studie zur menschlichen Sexualität entdeckt, dass negative oder einschränkende Einstellungen zur Sexualität, die auf religiöse oder kulturelle Einflüsse zurückzuführen sind, einen enormen Einfluss haben können und dass Überzeugungen (z.B. dass Sex schmutzig ist, dass Orgasmen und sexuelles Vergnügen unnötig sind und von schlechtem Charakter zeugen) zu Grundeinstellungen (Programmierungen) werden können, die man dann natürlich auch mit ins Bett nimmt.

Allerdings beeinflussen solche Einstellungen nicht nur das eigene Verhalten im Schlafzimmer, sondern auch andere Lebensbereiche. Es gibt unzählige einschränkende Glaubenssätze und kulturelle Tabus, die den freien Energiefluss durch unser Energiefeld abschnüren. Sie halten uns davon ab, sexuelle Ekstase zuzulassen und eine transzendente Beziehung zu führen. All das geschieht, wenn vorhandene Überzeugungen und Tabus verinnerlicht werden. Diese Verinnerlichung lässt sie dann zu einem vermeintlichen Teil unseres Wesens werden.

Wenn ein Mann zum Beispiel glaubt, dass Frauen minderwertig sind, kann das für ihn die Legitimation sein, Frauen zu unterdrücken. Wenn eine Frau derselben Meinung ist – vielleicht weil sie es von Kind auf oder aus früheren Leben nicht anders kennt – und sich deshalb von einem Mann unterdrücken lässt, wird das auch ihren Energiefluss stark einschränken.

Wenn eine Frau wiederum glaubt, dass alle Männer Schweine sind, die – sofern sich ihnen die Gelegenheit bietet – allem hinterherjagen, was nicht »bei drei auf den Bäumen ist«, wird sie ihrem Partner wahrscheinlich nie genug vertrauen können, um ausreichend sexuelle Energie mit ihm auszutauschen. Sollte der Mann diesem Schema dann auch noch entsprechen, macht er sich selbst zu einer selbstsüchtigen und narzisstischen Person, was echtes Vertrauen und wahre Intimität zwischen ihm und seiner Partnerin ziemlich unwahrscheinlich werden lässt.

Auch stereotype Vorstellungen über Geschlechterrollen – zum Beispiel dass Männer ausschließlich maskulin und Frauen ausschließlich feminin sein sollten – können den natürlichen Fluss der eigenen geschlechtlichen Ausrichtung blockieren, und das blockiert wiederum den Energiefluss, der für sexuelle Ekstase nötig ist.

Es gibt Menschen, die überzeugt davon sind, dass sie eher einer äußeren Autorität gehorchen sollten als ihrer eigenen Einsicht, ihrer Intuition und ihrem inneren Wissen. Sie geben ihre Eigenverantwortung auf und verhindern genau dadurch, dass ein freier Energiefluss durch ihr eigenes Energiefeld fließen kann.

Andere Menschen glauben, Sex sei schmutzig, und ihn zu genießen zeuge von einem schlechten Charakter. Das führt dazu, dass diese Menschen sich selbst und ihren natürlichen sexuellen Impulsen misstrauen und somit auch ihrem Partner, was natürlich schwerlich zu einem gemeinsamen Erleben von Vergnügen, Liebe, Intimität und Freude führt.

Das Vorhandensein und die Auswirkungen solcher Programmierungen (Einschränkungen) sind weit verbreitet – man findet sie in sich selbst, in den Menschen, die man kennt und liebt, in kulturellen Institutionen, religiösen Doktrinen und in unseren Traditionen. Programmierungen sind die unmittelbare Folge von Glaubenssätzen, die vorschreiben, wie man sich verhalten soll und ob und in welchem Rahmen Energie überhaupt ausgedrückt werden darf. So kommt es, dass die eigenen verinnerlichten Glaubenssätze zu den größten Hindernissen gehören, wenn es um die Verwirklichung sexueller Ekstase geht. Sie dienen in keiner Weise dem Vertrauen in das eigene Selbst, in den eigenen Körper und in den Partner.

Negative Programmierungen

Wenn man als Kind negativ programmiert worden ist - durch Familie, Bekannte, Institutionen und deren einschränkende Glaubenssätze -, sind negative Folgen unausweichlich, und der eigene, ungehinderte Zugang zu Vergnügen, Liebe, Intimität und Freude wird begrenzt. Die Auswirkungen können im Laufe des Lebens sogar noch schlimmer werden, und vielleicht hat der eine oder andere von Ihnen bereits festgestellt, dass er Schwierigkeiten hat, sich selbst und seinem Partner wirklich zu vertrauen.

In patriarchalen Kulturen zeigen sich diese Programmierungen am schlimmsten. Die großen christlichen und islamischen Kulturen sind alle patriarchal und somit männlich dominiert und unnachgiebig.

Je patriarchaler eine Kultur ist, desto größer ist auch die Herausforderung, sich selbst und seinem Partner voll und ganz zu vertrauen. Das liegt daran, dass der Druck, sich gängigen Glaubensvorstellungen anpassen zu müssen, in diesen Kulturen besonders groß ist. Nur wenige Menschen mit sehr starkem Selbstbewusstsein (und Vertrauen in den Partner) bringen in einem solchen Umfeld den Mut auf, sich selbst und ihr Leben wahrer Intimität und einer universellen sexuellen Beziehung zu widmen; denn mit einer solchen Gesinnung geht man das

Risiko ein, Familie und Freunde gegen sich aufzubringen, da sie ein solches Verhalten als gegen die Norm gerichtet empfinden. Selbst Gewaltandrohungen sind in einem solchen Umfeld keine Seltenheit.

Der Prozess der kulturellen Anpassung wirkt sich natürlich besonders stark auf Kinder aus. Kinder haben ihren Charakter noch nicht fest ausgebildet, und wenn ihnen die vorgegebenen Glaubenssätze ihrer Eltern und Gesellschaft vorgelebt und aufgezwungen werden, kommt es bei ihnen auf emotionaler, intellektueller und körperlicher Ebene unausweichlich zu Kontraktionen.

Jede Kontraktion aber schnürt den freien Energiefluss durch das eigene Energiefeld ab. Diese Engpässe werden dann zu Nährböden für Anhaftungen. Anhaftungen wiederum blockieren die Spontaneität und resultieren letztlich in Unsicherheitsgefühlen und Ängstlichkeit. Im schlimmsten Fall kann die Anhaftung an einschränkende Glaubenssätze so groß sein und die Verinnerlichung so tief, dass man sich als Erwachsener nicht traut, man selbst zu sein und frei mit einem Partner auszuleben.

Schon 1955 wurde der gefeierte Autor E.E. Cunnings mit folgendem Satz zitiert: »Niemand anders als man selbst zu sein bedeutet in einer Welt, die Tag und Nacht alles dafür tut, dass man wie jeder andere wird, den härtesten Kampf zu führen, den ein Mensch nur kämpfen kann.«

Die unglaublichen Funktionen des authentischen Verstandes

Um einschränkende Glaubenssätze und ihre Auswirkungen zu überwinden und wieder zu einem freien Energiefluss und auch zum Austausch mit einem Partner zu finden, können Sie die

Funktionen Ihres authentischen Verstandes einsetzen. Der authentische Verstand ist Ihr Vehikel für Gewahrsein und Selbstausdruck. Seine authentischen Funktionen sind ungemein wichtig, wenn man sein wahres Selbst und sexuelle Ekstase realisieren will. Schon die alten Schriften des Yoga und Tantra reden davon, dass allein der authentische Verstand unser wahres Wesen ausmacht und dass das Universelle Bewusstsein seine Grundlage ist.

Das Universelle Bewusstsein existiert außerhalb von Zeit und Raum in der Ewigkeit. Aus dieser Singularität sind wir, unser authentischer Verstand und auch alles andere im physischen und nicht-physischen Universum, im Rahmen der *Tattvas* entstanden. Wie bereits erwähnt, ist *Tattvas* ein Sanskritwort und bezeichnet die einzelnen Evolutionsschritte. In ihrem Verlauf entstand sowohl im physischen als auch im nicht-physischen Universum eine Hierarchie physischer und nicht-physischer Dimensionen, die das Universum zusammensetzen. Da die Grundlage des menschlichen Wesens das Universelle Bewusstsein ist und wir uns seit Anbeginn mit den *Tattvas* entwickelt haben, existieren wir auch in allen Dimensionen; und deshalb kann der authentische Verstand auch in allen Dimensionen Vergnügen, Liebe, Intimität und Freude erfahren, eine intime Beziehung führen und sexuelle Ekstase erleben.

Man kann sich den authentischen Verstand wie einen riesigen, interdimensionalen Organismus vorstellen. Er besteht aus Energiekörpern, die verschiedene Funktionen besitzen, aus unserem Energiesystem, das diese Körper versorgt und uns sexuelle Energie liefert, den Wahrnehmungs- und Ausdrucksorganen, die sowohl auf den physischen als auch auf den nicht-physischen Dimensionen existieren, und aus unserem Nervensystem, das gemeinsam mit dem Energiefeld und Energiesystem entstanden ist.

Auf den authentischen Verstand werde ich später noch genauer eingehen. Jetzt ist es erst einmal wichtig zu wissen, dass er über bestimmte authentische Funktionen verfügt. Diese Funktionen tauchen aus ihm auf und ermöglichen unsere vollständige Teilnahme am physischen und nicht-physischen Universum. Sie bestehen ausschließlich aus Energie mit universellen Eigenschaften – also aus sexueller Energie.

Auch wenn es Ihnen vielleicht nicht bewusst ist – Energie mit universellen Eigenschaften ist unvorstellbar stärker als Energie mit individuellen Eigenschaften, die einen blockiert und für Anhaftungen sorgt. Das bedeutet letztendlich, dass Sie unerschöpflich viel Energie und Kraft in sich haben. Es bedeutet aber auch, dass man die Einschränkungen und Blockaden überwinden kann, die man sich mit seinen Anhaftungen an einschränkende Glaubenssätze und an kulturelle Tabus eingehandelt hat – man muss dafür nur den authentischen Verstand richtig einsetzen.

Die Funktionen des authentischen Verstandes sind sehr mächtige Instrumente, wenn es darum geht, sein Sexualleben und die Beziehung zu anderen Menschen zu transformieren. Durch sie kann man alles ausdrücken, was wirklich authentisch ist, und die Welt unmittelbar erfahren – ohne dass Programmierungen oder Tabus die eigene Wahrnehmung beeinflussen können. Zusammen mit den Wahrnehmungsorganen sorgen die authentischen Funktionen dafür, dass man das physische und nicht-physische Universum um sich herum fühlen, spüren und erfahren kann. Wenn man sich auf die Funktionen des authentischen Verstandes verlässt anstatt auf einschränkende Glaubenssätze, den individuellen Verstand und das Ego, kann man die Welt so erfahren, wie sie tatsächlich ist – ohne dass die eigene Wahrnehmung und Erfahrungen irgendwie gefiltert oder gestört werden.

Es gibt 15 wichtige Funktionen des Verstandes: Absicht, Wille, Verlangen, Widerstand, Hingabe, Akzeptanz, Wissen, Wahl, Verpflichtung, Zurückweisung, Vertrauen, Genuss, Zerstörung, Kreativität und Liebe. Mit ihrer Hilfe treten unser Gewahrsein, unsere persönliche Kraft, unser Seelenbedürfnis, unsere Emotionen und Gefühle in Erscheinung. Wenn man die authentischen Funktionen des Verstandes oder einige davon nicht wirklich manifestieren oder ausdrücken kann, liegt das sehr häufig an Anhaftungen oder vorhandenen einschränkenden Glaubenssätzen. Anhaftungen entstehen durch die unauthentischen Verlangen und Absichten des individuellen Verstandes und des Egos, die kein authentischer Teil des authentischen Verstandes sind. Wenn zum Beispiel jemand den einschränkenden Glaubenssatz »Sex ist etwas Schmutziges« verinnerlicht hat, wird er leicht ein Opfer von Einstellungen, negativen Gefühlen und Emotionen, die sexuelle Ekstase und eine intime sexuelle Beziehung eher ablehnen.

Wenn man jedoch erkennt, welche Nachteile diese Glaubenssätze und ein Festhalten an ihnen mit sich bringt, ist es, als wäre man Chef einer Firma und würde herausfinden, dass einer der Angestellten einen bestiehlt. Diese Entdeckung hätte natürlich zur Folge, dass man diesem Angestellten nie wieder trauen könnte. Genau so sollte auch unsere Einstellung zu einschränkenden Glaubenssätzen sein. Sie stören das gesunde, natürliche Verhältnis zu unseren authentischen Funktionen des Verstandes und führen uns in die Irre, um ihre Sicht der Dinge zu untermauern und durchzusetzen. Dass der Energiefluss und die Liebesfähigkeit unter ihnen leiden, lässt klar erkennen, dass sie auf unsere Kosten und die unserer Beziehungen agieren. Weshalb also sollte man diesen Überzeugungen noch weiter trauen können?

Ein erster Schritt in die richtige Richtung – einschränkende Glaubenssätze überwinden

Die gute Nachricht ist, dass man seine einschränkenden Glaubenssätze und kulturellen Tabus überwinden kann, wenn man die Funktionen seines Verstandes zu einem Werkzeug für Authentizität werden lässt.

Das ist gar nicht so schwer – man muss die Funktionen nur zusammen mit positiven Affirmationen einsetzen. Schon das allein kann vorhandene Anspannungen und Kontraktionen im eigenen Körper und Energiesystem lockern und bringt einen so einen Schritt näher an das Erleben und an die Realisierung sexueller Ekstase.

Wenn man zum Beispiel überzeugt davon ist, dass Sex schmutzig ist, kann man »Wissen« als Funktion des Verstandes zusammen mit folgender Affirmation anwenden und sagen: *»Ich weiß, dass Sex ein freudvoller, kreativer Akt ist, der mich in die Einheit mit meinem Selbst, meinem Partner und dem Universellen Bewusstsein bringt.«*

Anschließend nimmt man die authentische Funktion »Absicht«, fügt ihr ebenfalls eine passende positive Affirmation hinzu und sagt: *»Es ist meine Absicht, sexuelle Energie frei und voller Freude mit meinem Partner zu teilen.«*

Wenn sich die Überzeugung, dass Sex schmutzig ist, weiterhin behauptet, muss die Übung wiederholt werden. Wenn man »Wissen« und »Absicht« zusammen mit positiven Affirmationen einsetzt, lässt sich damit jedoch langfristig jeder einschränkende Glaubenssatz überwinden.

Eine positive Affirmation ist eine objektiv wahre Aussage, an der sich eigentlich nicht rütteln lässt, wie zum Beispiel: *»Sex ist ein freudvoller, kreativer Akt.«* Diese Aussage ist absolut und objektiv wahr. Sie lässt sich durch nichts und niemanden negieren. Sie ist immer wahr – an jedem Ort und zu jeder Situation. Eine objektive Wahrheit hat eine enorme Auswirkung auf das eigene Energiefeld – man muss sie nur akzeptieren und den verinnerlichten, einschränkenden Glaubenssatz durch eine Bekräftigung ersetzen (am besten selbstbewusst und laut ausgesprochen). So stärkt man den Fluss sexueller Energie und kann sich leicht und gründlich in seinem Energiesystem zentrieren.

Ein einschränkender Glaubenssatz hingegen beeinträchtigt den Energiefluss durch das eigene Energiefeld und macht ein wirkliches Zentrieren schwer.

»Gott ist Liebe« und *»Sex ist ein freudvoller, kreativer Akt«* sind objektive Wahrheiten. Sie können sicher sein, dass diese Wahrheiten den Fluss sexueller Energie und das Vergnügen, die Liebe, Intimität und Freude, die daraus hervorgehen, in vollem Umfang unterstützen.

Positive Affirmationen

Schon lange benutzt man positive Affirmationen, um das persönliche Wohlbefinden zu verbessern, und schon immer wurde dafür eine Funktion des Verstandes eingesetzt. Meine Arbeit mit Singles und Paaren hat mir gezeigt, dass der Einsatz von mehreren Funktionen am effektivsten ist, und das aus gutem Grund! Jede Funktion des Verstandes befreit ein ganz spezifisches Spektrum an sexueller Energie, und jedes Spektrum kann durch Anhaftung an einen oder mehrere einschränkende Glaubenssätze gemindert worden sein. Je mehr sexuelle Energie also befreit wird, desto mehr steht einem davon auch zur Verfügung, und desto besser kann man sich im authentischen Verstand zentrieren, wenn man mit seinem Partner sexuelle Energie austauschen und genießen will. Es empfiehlt sich außerdem, mehrere Affirmationen miteinander zu verbinden, um sie noch kraftvoller werden zu lassen.

Kommen wir noch einmal auf das Beispiel *»Sex ist schmutzig«* zurück: Wenn dieser Gedanke und die dazugehörigen Gefühle auftauchen, kann man die Funktion des Verstandes »Zurückweisung« einsetzen und beispielsweise sagen: *»Ich lehne es ab zu glauben, dass Sex schmutzig ist.«* Nachdem der einschränkende Glaubenssatz auf diese Weise zurückgewiesen wurde, könnte man »Widerstand« einsetzen und bekräftigen: *»Ich widersetze mich den Gefühlen, die diese Überzeugung unterstützen.«* Und letztlich könnte man »Absicht, Verlangen« und »Willen« zusammenfügen und bekräftigen: *»Es ist meine Absicht, mein Verlangen und mein Wille, sexuelle Energie frei und voller Freude mit meinem Partner zu teilen.«*

Positive Affirmationen funktionieren am besten, wenn man sie – wie erwähnt – klar, fest und mit Selbstvertrauen ausspricht, denn das macht sie zu einer Bekräftigung – und Selbstvertrauen entsteht ganz von selbst, wenn man eine objektive Wahrheit laut ausspricht.

Bevor wir fortfahren, möchte ich noch auf eines hinweisen: Vielleicht wundern Sie sich ja, dass ein »Nein« eine positive Affirmation sein soll, aber wenn man etwas ablehnt, das gegen ekstatische und lebensbejahende Sexualität gerichtet ist, ist dieses »Nein« nichts weiter als ein »Ja« zur Liebe, zum Leben selbst und zu intimen Beziehungen.

Wenn man also bisher der Meinung war, dass Sex schmutzig ist, sollte man diesen Gedanken ablehnen, ihm widerstehen und ihn letztendlich zerstören und durch etwas ersetzen, das die Liebe, das Leben und ekstatische Sexualität bejaht.

Positive Affirmationen lassen sich aber nicht nur bei einschränkenden Glaubenssätzen anwenden. Sie können auch üblichen Meditationen oder dem regulären Energiearbeitsprogramm hinzugefügt werden, um den eigenen Energiefluss »in Schuss« zu halten.

Wenn man die Verbindung von authentischen Funktionen des Verstandes und positiven Affirmationen regelmäßig anwendet und wiederholt, werden einschränkende Glaubenssätze ersetzt, und das eigene Leben und Beziehungen können eine Transformation erfahren.

Machen Sie sich am besten eine Liste und notieren Sie alle einschränkenden Glaubenssätze, die Sie verinnerlicht haben und von denen Sie glauben, dass sie Ihre Fähigkeit und Bereitschaft zu sexueller Ekstase beeinträchtigen. Dann wählen Sie eine passende Affirmation, um sie zu ersetzen. Sprechen Sie die Affirmation dabei laut aus und wiederholen Sie sie, bis Sie das Gefühl haben, dass sie an die Stelle Ihrer einschränkenden Glaubenssätze und der dazugehörigen Gefühle getreten ist.

Hier einige typische Beispiele für einschränkende Überzeugungen, die das sexuelle Erleben beeinträchtigen:

1. Sex ist schmutzig.
2. Sex ist eine Sünde.
3. Selbstbefriedigung zeugt von einem schlechten Charakter.
4. Es gehört sich nicht, dass ältere Leute noch Sex haben.
5. Frauen sind das schwächere Geschlecht und müssen sich unterwerfen.
6. Männer müssen immer sexuell dominant und durchsetzungsfähig sein.
7. Sex dient allein der Fortpflanzung.
8. Eine Frau, die Sex genießt, ist eine Schlampe.
9. Sex ohne Liebe ist falsch.
10. Man kann nicht gleichzeitig sexuell und spirituell sein.

Um diese Glaubenssätze zu ersetzen, nenne ich nun die passenden Affirmationen dazu. Soll die Überzeugung *»Sex ist eine Sünde«* überwunden werden, kann man ähnlich vorgehen wie bei der Entkräftung des Glaubenssatzes *»Sex ist schmutzig«*. Zunächst heißt es dann: *»Sex ist ein freudvoller und kreativer Akt.«*

Anschließend kann man »Zurückweisung« einsetzen und hinzufügen: *»Ich lehne es ab, zu glauben, dass Sex eine Sünde ist.«* Dann lassen sich »Wissen« und »Kreativität« anwenden und es wird bekräftigt: *»Ich weiß, dass nichts, was Leben erschafft und Menschen zusammenbringt, Sünde sein kann.«*

Um zu entkräften, dass Selbstbefriedigung von einem schwachen Charakter zeugt, kann man bekräftigen: *»Selbstbefriedigung ist eine universelle, menschliche Handlung, die körperliche und psychologische Vorteile bringt.«* Anschließend wird wieder »Zurückweisung« benutzt und bekräftigt: *»Ich lehne es ab, zu glauben, dass Selbstbefriedigung von einem schlechten Charakter zeugt.«* Im Anschluss an die »Zurückweisung« kann man wieder »Wissen« und »Kreativität« einsetzen und sagen: *»Ich weiß, dass Selbstbefriedigung ein kreativer Teil meines Sexuallebens ist.«*

Um die anderen oben aufgeführten oder irgendeinen anderen einschränkenden Glaubenssatz zu ersetzen, können Sie so kreativ sein, wie Sie möchten. Benutzen Sie die eben genannten Affirmationen einfach als Grundlage, und geben Sie nicht gleich auf, wenn sich ein Glaubenssatz besonders hartnäckig hält. Seien Sie zuversichtlich, fahren Sie mit den Affirmationen fort und setzen Sie sie immer im Zusammenhang mit den authentischen Funktionen des Verstandes ein. Regelmäßig angewendet lässt sich mit dieser Kombination jede einschränkende Überzeugung früher oder später überwinden.

Affirmationen für Paare

Mit der vereinten Kraft von positiven Affirmationen und den Funktionen des Verstandes lässt sich auch die sexuelle Intimität in der Partnerschaft stärken. Dafür wird die Affirmation in Gegenwart des Partners ausgesprochen. Wenn man zum Beispiel von der Überzeugung beeinträchtigt wird, dass Selbstbefriedigung von einem schlechten Charakter zeugt, könnte man zu seinem Partner sagen: *»Ich liebe es, mich selbst zu befriedigen,* *und ich genieße das Vergnügen, das es mir bereitet – auch wenn ich mit dir zusammen bin.«* Das kann für die Beziehung nicht nur sexuell sehr anregend sein, sondern sogar transformativ. Wenn Sie möchten, können Sie Affirmationen auch zu einem festen Bestandteil Ihres gemeinsamen Vorspiels werden lassen.

Im Folgenden führe ich nun noch einige Beispiele für Affirmationen auf und dazu passende Funktionen des Verstandes, mit denen sie unterstützt werden. Sie können sie als festen Bestandteil Ihres »spirituellen« Vorspiels einsetzen (dazu später mehr), Ihren vertrauten Meditationen hinzufügen oder Teil Ihres Energiearbeitsprogramms werden lassen.

1. *Ich weiß und akzeptiere, dass ich eine unbegrenzte Menge an sexueller Energie in mir habe.*
2. *Ich weiß und akzeptiere, dass Vergnügen, Liebe, Intimität und Freude mein natürlicher Zustand sind.*
3. *Ich vertraue darauf und akzeptiere, dass es mein Sinn und Zweck ist, durch sexuelle Ekstase Vergnügen, Liebe, Intimität und Freude zu erfahren.*
4. *Ich weiß und ich vertraue darauf, dass ich stärker bin als meine Programmierung – ich bin ein transzendentes Wesen.*
5. *Ich weiß und akzeptiere, dass ich mehr bin als die Summe meiner Teile – ich bin eins mit dem Universellen Bewusstsein.*
6. *Es ist meine Absicht, mein Verlangen und mein Wille, die einschränkenden Elemente meiner Überzeugungen zu transformieren.*
7. *Es ist meine Absicht, mein Verlangen und mein Wille, mich so zu lieben, wie ich bin, und nicht wie andere Leute möchten, das ich bin.*
8. *Es ist meine Absicht, mein Verlangen und mein Wille, in meinem authentischen Verstand gegenwärtig zu sein.*
9. *Es ist meine Absicht, mein Verlangen und mein Wille, zu lieben, was mir Vergnügen bereitet.*

10. *Es ist meine Absicht, mein Verlangen und mein Wille, meine sexuelle Identität und meinen ganz eigenen sexuellen Ausdruck zu lieben.*

Das Mudra für Selbstakzeptanz

Auch wenn positive Affirmationen einschränkende Glaubenssätze überwinden können – um sexuelle Ekstase zu erleben, muss man sich auch akzeptieren können, und zwar genau so, wie man ist. Das ist unabdingbar, denn nur wenn man sich frei und ungezwungen ausdrücken kann, lässt sich sexuelle Ekstase verwirklichen. Hierbei kann das Mudra für Selbstakzeptanz helfen. Ein *Mudra* ist eine symbolische Geste, die mit den Händen und manchmal zusätzlich mit den Füßen und der Zunge ausgeführt wird. Jedes Mudra hat eine ganz spezielle Auswirkung auf das menschliche Energiefeld und seinen Energiefluss.

Mudras werden in vielen Kulturen angewendet, um das Wohlbefinden und Beziehungen zu stärken. In Indien und auch in anderen asiatischen und europäischen Ländern werden sie seit Jahrhunderten verwendet. Sie haben einen festen Platz in tantrischen Ritualen und im klassischen indischen Tanz, und sowohl Buddhisten als auch Hindus verwenden sie als Meditationshilfe in ihren Ritualen.

Das Mudra für Selbstakzeptanz hilft dabei, sich voll und ganz zu akzeptieren, und zwar auch dann, wenn einschränkende Glaubenssätze das eigene Selbstbild negativ beeinflussen. Die Ausführung des Mudras hält negative Glaubenssätze und den individuellen Verstand sowie das Ego davon ab, einen zu großen Einfluss auf das eigene Wesen auszuüben und Entscheidungen zu treffen, die nicht dem authentischen Selbst entsprechen.

Um das Mudra auszuführen, setze dich bequem und mit geradem Rücken hin. Lege deine Zungenspitze an den Gaumen und fahre mit ihr nach hinten, bis der Knochen endet und der Gaumen weich wird. Lass die Zungenspitze dort ruhen, und lege deine Fußsohlen aneinander. Dann lege die Daumen vom Ballen bis zur Daumenspitze seitlich zusammen. Lege den rechten Zeigefinger über den linken Zeigefinger, sodass die rechte Fingerspitze auf dem zweiten Gelenk des linken Fingers liegt. Die Mittelfinger streckt man aus und legt sie Kuppe an Kuppe aneinander. Dann rolle deine Ringfinger Richtung Handfläche ein und lege sie vom ersten bis zum zweiten Gelenk aneinander. Die kleinen Finger werden wie die Mittelfinger ausgestreckt und berühren sich an den Kuppen (siehe Abb. 2).

Halte das Mudra mit geschlossenen Augen für zehn Minuten. Dann löse zuerst die Finger und anschließend Zunge und Füße.

Wenn du das Mudra regelmäßig anwendest, werden nicht nur einschränkende Glaubenssätze, sondern auch karmische Blockaden und Persönlichkeitsaspekte des Egos entkräftet, deren Einfluss dein Erleben von Vergnügen, Liebe, Intimität und Freude erheblich einschränken kann.

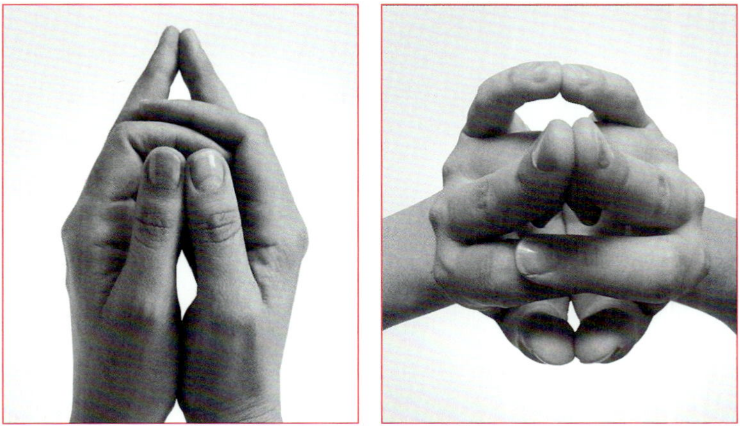

Abb. 2: Das Mudra für Selbstakzeptanz

2
Unser Körper ist ein Vehikel für Transzendenz

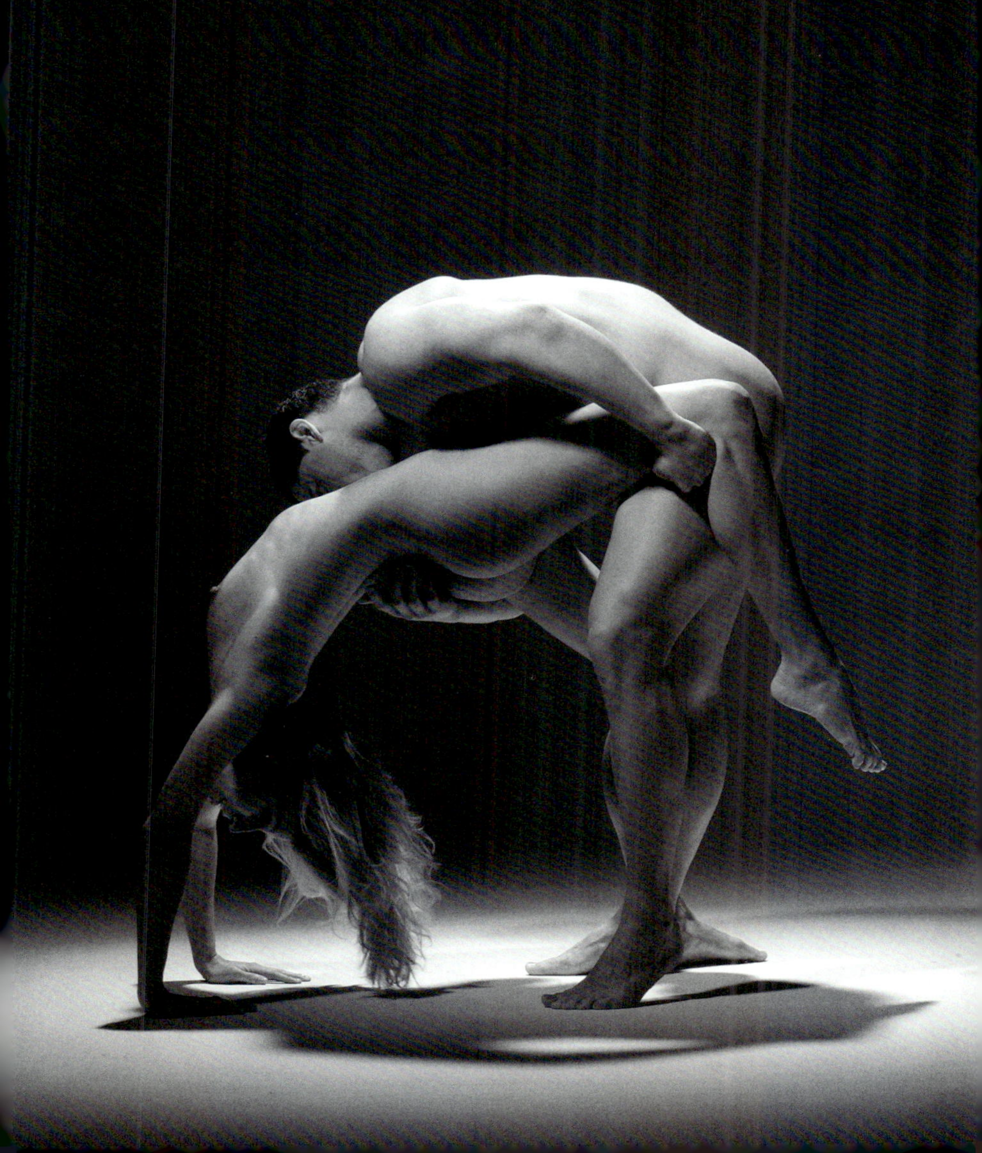

Wenn man seine einschränkenden Glaubenssätze überwindet und in der Lage ist, sich zu akzeptieren, ohne etwas an sich ändern zu müssen, ist das der erste Schritt zu sexueller Ekstase und einer intimen Beziehung. Der zweite Schritt ist, dafür zu sorgen, dass mehr sexuelle Energie durch den eigenen Körper fließen kann. Wir können unseren Körper wie ein Werkzeug einsetzen, um sexuelle Ekstase, Liebe und wahre Intimität zu erlangen. Wenn ich Körper sage, meine ich damit alle Organe, die bei sexueller Ekstase eine Rolle spielen. Dazu gehören unsere Geschlechtsteile und der gesamte Unterleib, aber auch die Hirnanhangdrüse, Zirbeldrüse, Zunge und das Gehirn.

Glücklicherweise haben sich tantrische und taoistische Meister gute Techniken ausgedacht, mit deren Hilfe sich der Fluss sexueller Energie durch den Körper und seine Organe steigern lässt. Dadurch werden bestimmte Bereiche energetisiert, somit aktiver, und können ihr Potenzial voll und ganz entfalten. Seit vielen Jahren vermittle ich Einzelpersonen und Paaren diese Techniken, und ich freue mich, sie nun auch Ihnen in diesem Buch vorzustellen.

Den Fluss sexueller Energie erhöhen

Um all das sexuelle Vergnügen erfahren zu können, zu dem der Mensch eigentlich fähig ist, muss die eigene sexuelle Energie frei fließen können. Nur ein freier Energiefluss beschert das volle Maß an Vergnügen, Liebe, Intimität und Freude.

Wie schon im ersten Kapitel erläutert, ist sexuelle Energie die Grundlage unseres physischen Körpers und Energiefeldes. Sie füllt und durchfließt uns vollständig und nährt uns. Natürlich wird der Körper auch durch Essen und Trinken genährt und durch die eingeatmete Luft – aber die Hauptversorgungsquelle ist und bleibt sexuelle Energie. Diese Energie bezieht unser Körper aus dem Energiesystem. Dieses wiederum ist Teil des Energiefeldes, das unseren Körper durchdringt und umgibt. Es besteht aus nicht-physischen Organen, die unsere physischen und nicht-physischen Körper mit sexueller Energie versorgen (siehe Abb. 1, 3 und 9 auf den Seiten 21, 46, 80).

Jeder Mensch besitzt auf jeder Dimension seines Energiefeldes nicht-physische Energiekörper. Diese Energiekörper haben dieselbe Größe und Gestalt wie der physische Körper. Sie verfügen über verschiedene Funktionen und machen sexuelle Ekstase und eine intime Beziehung überhaupt erst möglich. Entstanden sind sie gemeinsam mit dem Energiefeld und Energiesystem im Rahmen der *Tattva* (siehe S. 16 ff., 27). Die Aufgaben unserer Energiekörper sind alle aufeinander abgestimmt, sie stehen in ständigem Austausch miteinander. Deshalb hat der energetische Zustand eines Menschen auch stets Einfluss auf seinen körperlichen Zustand und umgekehrt. Energiefeld und Energiesystem bestimmen letztendlich, ob und inwieweit man zu sexueller Ekstase fähig ist.

Wenn man jedoch wie die meisten Menschen einschränkende Glaubenssätze und kulturelle Tabus verinnerlicht hat (an ihnen anhaftet), ist der Fluss sexueller Energie vom Energiefeld und den Organen des Energiesystems in die physischen Körper hinein vermindert; diese Anhaftungen und Abschnürungen verursachen immer physische und energetische Kontraktionen, die den freien Energiefluss blockieren.

Kontraktionen – wenn sich der Körper verkrampft

Wer körperlich verkrampft, wird steif und unflexibel. Gefühle und Emotionen werden unterdrückt oder völlig abgeschnürt. Kontraktionen können einen Menschen sogar von seiner Umwelt völlig abkapseln. Nahestehenden Menschen fällt es dann schwer, wirklichen Zugang zu dieser Person zu finden. Aber körperliche Kontraktionen blockieren nicht nur den Fluss sexueller Energie durch den Körper, sondern man selbst blockiert – sobald man sich anspannt – auch den Zugang zu seinem eigenen Energiefeld. Dann wird es sehr schwer, sich selbst zu spüren, man selbst zu sein und sich mit einem anderen Menschen sexuell frei auszutauschen.

Der Grund für Kontraktionen im eigenen Energiefeld ist die Ansammlung dichter, schwerer Energie. Es handelt sich um dieselbe Energie, die auch das Fundament der einschränkenden Glaubenssätze und kulturellen Tabus bildet, die wir als Menschen und innerhalb unserer Kulturen verinnerlicht haben. Aus diesen Ansammlungen werden im Laufe der Zeit handfeste Blockaden, und der Fluss sexueller Energie durch unser Energiefeld und Energiesystem gerät ins Stocken.

Wenn Energiesystem und -feld erst einmal blockiert sind, ist es nur eine Frage der Zeit, bis auch der Körper blockiert. Die Probleme, die Menschen in ihren Beziehungen und mit ihrer Sexualität haben, sind genau auf diese dichte, schwere Energie zurückzuführen. Sie beeinflusst Körper, Energiesystem und Energiefeld auf sehr negative Art und Weise.

Wahrscheinlich fragen Sie sich jetzt, wo all diese dichte, schwere Energie überhaupt herkommt? Nun, das meiste davon sind spirituelle, geistige und emotionale Ablagerungen, die in vergangenen Leben, während der Zeit im Mutterleib und in diesem Leben in das eigene Energiefeld projiziert wurden und nicht wirklich abgetragen werden konnten.

Sie kennen diese schwere Energie bereits – es ist dieselbe dichte Energie, die Druck und Muskelschmerzen verursacht, wenn Sie gestresst sind, und die Ängste, Selbstzweifel und Verwirrung hervorbringt, wenn sie bewusst oder unbewusst aktiviert wird. Sie ist die Grundlage von menschlichem Leid und körperlicher Krankheit. Ich nenne sie *karmischen Ballast.* Dieser verursacht aber nicht nur Leid und Krankheit – er schmälert den eigenen Zugang zu Vergnügen, Liebe, Intimität und Freude und damit auch zu sexueller Ekstase und vereitelt die Realisierung einer transzendenten sexuellen Beziehung.

Sowie sich karmischer Ballast im Energiefeld angesammelt hat, ziehen sich nicht nur unsere energetischen Bereiche zusammen, sondern auch alle großen Muskelgruppen des Körpers. Das kann sogar mit inneren Bereichen wie Becken und Bauch und auch mit Kopf und Gehirn geschehen. Letzteres mag im ersten Moment vielleicht seltsam klingen, aber es ist nicht nur möglich, sondern auch verbreiteter, als man denkt.

Wenn das Gehirn und die Organe im Kopf unter Anspannung stehen, stört dies möglicherweise die Ausdrucks- und Wahrnehmungsorgane oder die Fähigkeit, her- und ableitend zu denken. Das heißt: Wir büßen möglicherweise Kreativität ein oder bekommen plötzlich Schwierigkeiten, uns zu fokussieren, zu konzentrieren oder uns in andere einzufühlen. Wenn die Kontraktion chronisch wird, wird es mitunter sogar unmöglich, sich im ewig-gegenwärtigen Jetzt zu zentrieren. Das aber wäre ungemein wichtig! Man muss in der Lage sein, sich im ewig-gegenwärtigen Jetzt zu zentrieren, denn nur dann kann sexuelle Energie frei fließen; nur aus dem ewig-gegenwärtigen Jetzt heraus kann man sich von einschränkenden Glaubenssätzen und kulturellen Tabus befreien. Und nur dann kann man sexuelle Ekstase erfahren und sie mit einem Partner teilen.

Wenn es um den freien Fluss sexueller Energie und ein Zentriertsein im ewig-gegenwärtigen Jetzt geht, sind die Organe im Kopf besonders wichtig. Deshalb werde ich im Folgenden einige Übungen vorstellen, die die sexuellen Funktionen des Gehirns und der Organe im Kopf von Kontraktionen und negativen Auswirkungen befreien sollen (siehe S. 48 ff.).

Die Organe im Kopf

Das Gehirn, die Zirbeldrüse, die Hirnanhangdrüse und die Zunge gehören – ob Sie es glauben oder nicht – zu den wichtigsten Sexualorganen unseres Körpers. Das Gehirn verbraucht mehr Energie als jeder andere Körperbereich, und es herrscht auf ähnliche Weise über den Körper wie das Universelle Bewusstsein über das gesamte Universum.

Die *Hirnanhangdrüse* befindet sich am Ansatz des Gehirns. Wissenschaftler und Metaphysiker hielten sie lange für das Hauptorgan spiritueller Wahrnehmung. Diese Drüse gehört zum endokrinen System und ist eine Art Kontrollcenter, da sie Einfluss auf alle anderen endokrinen Drüsen ausübt. Untersuchungen haben zu dem Ergebnis geführt, dass die Hirnanhangdrüse auch im sexuellen Bereich eine große Rolle spielt. 1976 konnten Psychologen feststellen, dass sie Endorphine ausstößt – die natürlichen Schmerzmittel unseres Körpers. Außerdem bestimmt der Endorphin-Level eines Menschen, wie viel Vergnügen und Freude er erfahren kann – dazu gehören auch sexuelle und bedingungslose Freude. Manche Ärzte vertreten die These, dass Lachen Endorphine freisetzt. In anderen Untersuchungen wurde herausgefunden, dass auch Musik, sportliche Tätigkeiten wie Jogging oder auch Zen-Praxis und yogische Meditationen die Endorphinausschüttung ankurbeln können.

Direkt hinter der Hirnanhangdrüse befindet sich die *Zirbeldrüse*. Auch bei ihr handelt es sich um eine Hormondrüse, die zum endokrinen System gehört. Sie ist kegelförmig und ungefähr so groß wie eine Erbse. Es gibt Anzeichen dafür, dass sie mit dem Wachstum eines Menschen zu tun hat. Einige bedeutende Mediziner gehen davon aus, dass sie sich auf die Sexualität eines Menschen, das Wachstum seines Gehirns und auf seinen Grad an Intellektualität auswirkt.

Neueste Ergebnisse bringen sie sogar mit veränderten Bewusstseinszuständen in Verbindung und der Erfahrung transzendenter Einheit – und genau das erfahren zwei Liebende miteinander, wenn sie gemeinsam sexuelle Ekstase und körperliche Liebe erleben. Möglich wird dies durch *Melatonin,* ein natürlicher Botenstoff unseres Gehirns, der von der Hirnanhangdrüse produziert wird. Es sorgt für das Entstehen mystischer Bewusstseinszustände – wie man das früher nannte. Melatonin ist mit Harmalin verwandt – einer psychoaktiven Droge, die aus einer Dschungel-Liane am Amazonas gewonnen wird und entfernt mit LSD verwandt ist. Die Indios am Amazonasgebiet nehmen diesen Stoff zu sich, um veränderte Bewusstseinszustände zu erfahren.

Wie alle Organe im Kopf hat auch die *Zunge* ein größeres sexuelles Potenzial, als man gemeinhin annimmt. Sie ist wie ein Schalter, der die beiden *Chi*-Ströme (sexuelle Energie) miteinander verbindet. Der maskuline *Yang*-Strom bewegt sich durch den *Gouverneur*-Meridian im Rücken eines Menschen hinauf. Dieser Meridian beginnt an der Basis der Wirbelsäule und endet im oberen Bereich des Mundes. Er ist der Hauptenergiekanal für *Yang*-Energie.

Der Hauptkanal für weibliche *Yin*-Energie läuft an der Vorderseite des Körpers von der Zunge hinab bis an die Basis der Wirbelsäule – das ist der *Konzeptual*-Meridian. Wenn man die Zungenspitze an den oberen Gaumen führt (wie Sie es bei einigen der noch folgenden Mudras erfahren werden), verbinden sich diese beiden Kanäle und es entsteht ein kontinuierlicher Energiekreislauf, der die *Yin*- und *Yang*-Kräfte im eigenen System ausbalanciert (siehe Abb. 3, S. 46).

Um Kontraktionen im Kopf zu lösen und den Fluss sexueller Energie durch Gehirn, Hirnanhang- und Zirbeldrüse und durch die Zunge zu verbessern, lassen sich bestimmte Akupressurpunkte im Kopf stimulieren.

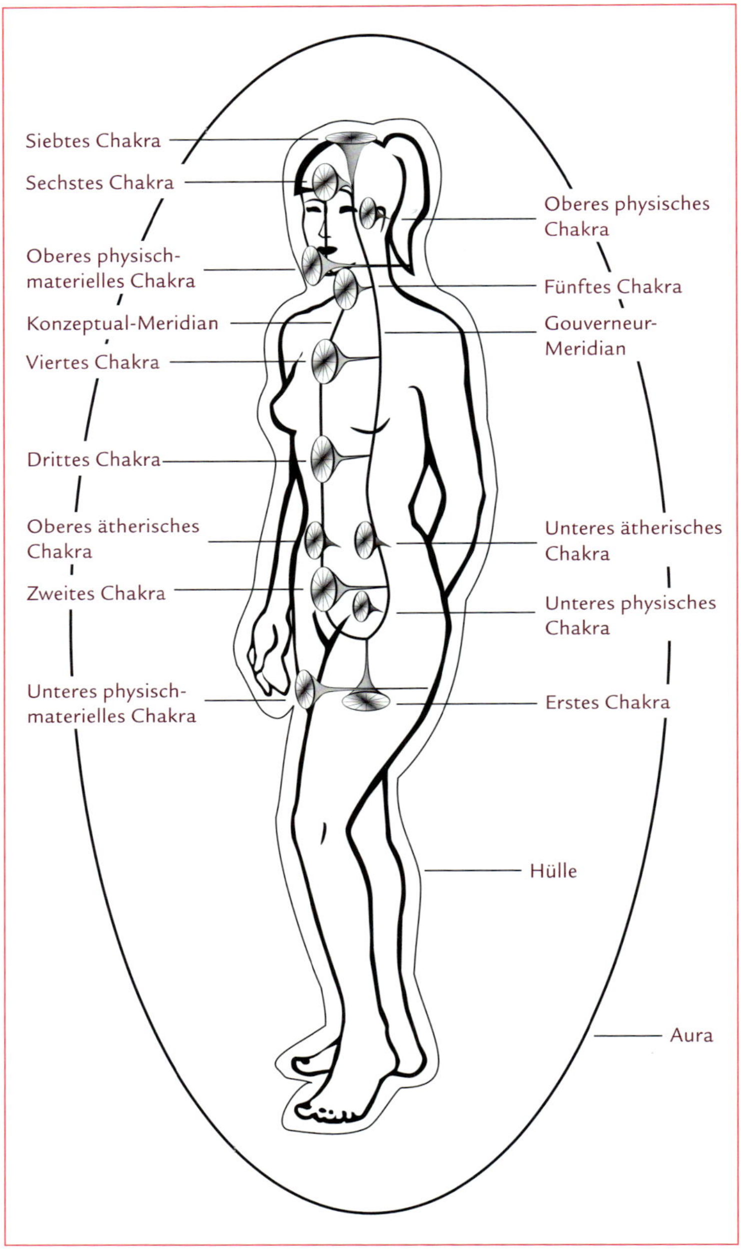

Abb. 3: Die 13 Chakren im Körperraum, der *Konzeptual*- und der *Gouverneur*-Meridian

In der ersten Übung werde ich einen Punkt auf der Rückseite des Schädels vorstellen (S. 49) und in der nächsten Übung zwei weitere, um den Effekt noch zu verstärken (S. 50). Anschließend werde ich noch drei weitere Übungen beschreiben, die man »Yoga-Schleusen« oder »Schlösser« nennt (S. 51 ff.). Sie können sie allein oder zusammen mit einem Partner ausführen.

Das Stimulieren der Akupressurpunkte hilft dabei, Kontraktionen im Kopf zu lockern und einzelne Bereiche und Organe zu energetisieren. Die yogischen Schleusen lockern Kontraktionen im Nacken, Zwerchfell, Unterleib und energetisieren diese Bereiche. Anschließend stelle ich Ihnen die »Hier & Jetzt«-Meditation vor, mit der Sie sich im ewig-gegenwärtigen Jetzt zentrieren können – dem einzigen Ort, an dem sexuelle Ekstase und eine intime Beziehung wirklich möglich sind.

Akupressurpunkte

Schon vor Jahrhunderten haben chinesische Ärzte herausgefunden, dass sich Anspannungen im Körper an ganz bestimmten Punkten konzentrieren. Diese Punkte nannten sie Akupressurpunkte. Im Laufe der Zeit entwickelten sie ein System, mit dem sie die vorhandenen Anspannungen durch Stimulierung dieser Punkte lösen konnten. Durch diese Punkte läuft – so die chinesische Medizin – auch der Energiefluss im menschlichen Körper in den Meridianen. Es handelt sich um Ströme aus sexueller Energie, die im ganzen Körper verteilt sind und sexuelle Energie bis in die entlegensten Winkel befördern. Überall auf diesen Bahnen befinden sich Akupressurpunkte.

In dem Buch *Accupressure for Lovers* (siehe S. 48) heißt es: »Wenn man Akupressurpunkte mehr als eine Minute lang drückt, werden ... Endorphine freigesetzt.« Und an einer anderen Stelle: »Die Ausschüttung von Endorphinen kann ein berauschendes Glücksgefühl zur Folge haben und so zu mehr Entspannung, Anziehungskraft und Intimität führen.«*

Das Drücken der Akupressurpunkte sorgt aber nicht nur für eine Ausschüttung von Botenstoffen – es erhöht auch den Fluss sexueller Energie. Wenn Blockaden auf diese Weise gelöst werden, strömt sexuelle Energie durch alle Meridiane und aktiviert alle sexuellen Zentren in unseren physischen und nichtphysischen Körpern.

»Gehirn und Körper zusammenbringen«

Der erste Akupressurpunkt, den Sie stimulieren werden, liegt am Hinterkopf – genau in dem Hohlraum, der sich unter dem Schädelansatz befindet. Man nennt ihn *Medulla* (siehe Abb. 4).

Ich nenne diese Anwendung »Gehirn und Körper zusammenbringen«, denn sie stärkt den Fluss sexueller Energie in Augen, Ohren, Nase, Kehle und verbindet die Funktionen des Gehirns mit dem Becken, wozu auch die Geschlechtsorgane, der Anus, der Damm und bei Männern die Prostata gehören. Die Anwendung verbessert den Fluss sexueller Energie von der Wirbelsäule bis hin zu den Fußsohlen. Dadurch wird man sich beim Sex viel geerdeter fühlen und im ewig-gegenwärtigen Jetzt viel präsenter sein können.

Wenn Sie die Anwendung allein machen, können Sie den Punkt mit Ihrem eigenen Daumen stimulieren.

Zunächst einmal setze dich bequem und mit geradem Rücken hin. Atme einige Minuten lang tief ein und aus und entspanne dich. Dann nimmst du den Daumen deiner positiven Hand (bei Rechtshändern die rechte, bei Linkshändern die linke) und drückst ihn in den Hohlraum. Mit der anderen Hand hältst du deine Stirn. Übe

* Gach, Michael Reed: *Accupressure for Lovers*. Bantam Books, New York 1997, S. 8

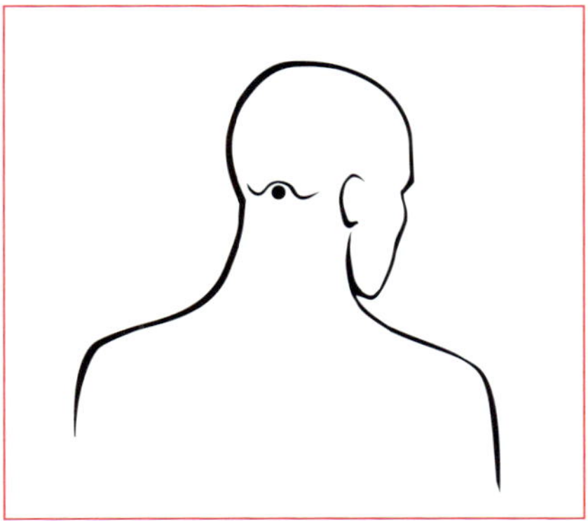

Abb. 4: Der *Medulla*-Akupressurpunkt

mit dem Daumen etwas Druck auf die Stelle aus, während du deinen Kopf mit der anderen Hand vorsichtig und leicht vor, zurück und hin und her bewegst. Atme dabei tief ein und aus und halte den Druck für zwei bis drei Minuten. Anschließend solltest du fünf Minuten entspannen.

Sie können diese Übung jeden Tag allein ausführen oder auch zusammen mit den folgenden Übungen.

Wenn du einen Partner hast, lässt sich die Übung mit derselben Technik anwenden, während er oder sie auf der Seite oder auf dem Rücken liegt. Der Partner sollte sich für zwei bis drei Minuten entspannen und dabei tief ein- und ausatmen. Lege anschließend den Daumen deiner positiven Hand auf den *Medulla* und stütze mit der anderen Hand die Stirn deines Partners. Übe mit dem Daumen Druck aus, während du mit der anderen Hand seinen oder ihren Kopf langsam und vorsichtig hin und her und vor und rückwärts kreisen lässt. Nach zwei, drei Minuten löse die Stellung. Dein Partner sollte sich jetzt noch fünf Minuten entspannen und dabei tief ein- und ausatmen.

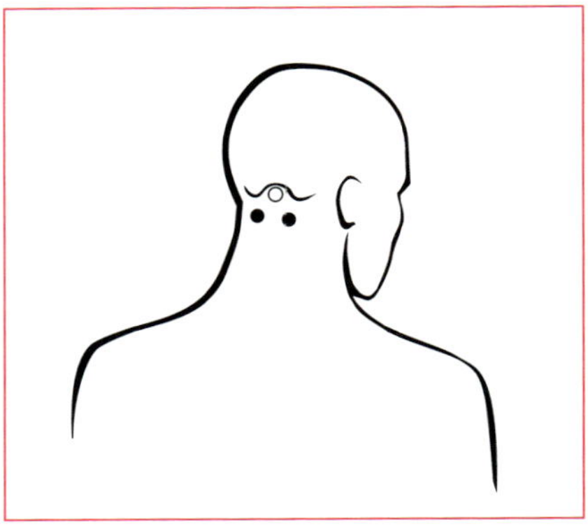

Abb. 5: Zwei weitere Akupressurpunkte

In der nun folgenden Anwendung werden Sie zwei weitere Akupressurpunkte in Ihrem Kopf stimulieren. Sie liegen rechts und links im Nacken im Abstand von jeweils drei Zentimetern zur Wirbelsäule auf den langen Nackenmuskeln direkt unterhalb des Schädelansatzes.

Um zu beginnen, setze dich gerade und bequem hin und entspanne dich, während du zwei bis drei Minuten lang tief ein- und ausatmest. Lege dann deine Handflächen an den Hinterkopf und übe mit den Daumen Druck auf die beiden Punkte aus. Kreise mit dem Kopf vorsichtig nach vorne und hinten und von einer Seite auf die andere, und passe den Druck der Daumen dabei an. Fahre zwei bis drei Minuten so fort und atme dabei tief ein und aus. Anschließend solltest du noch fünf Minuten entspannen, um in den vollen Genuss der Wirkung zu kommen.

Sie können diese Übung jeden Tag separat machen oder zusammen mit den noch folgenden Übungen.

Wenn du die Anwendung mit einem Partner machst, sollte er oder sie sich gerade und bequem hinsetzen und erst einmal zwei bis drei Minuten tief atmen und entspannen. Setze dich anschließend hinter ihn oder sie und lege deine rechte Hand auf die rechte Seite ihres/seines Hinterkopfes und deine linke Hand auf die linke Seite. Übe dann mit beiden Daumen Druck auf die beiden Akupressurpunkte im Nacken aus, während du den Kopf deines Partners ganz langsam vor und zurück und hin und her rotieren lässt. Nach zwei bis drei Minuten lasse langsam los. Dein Partner sollte noch eine Weile tief atmen und entspannen.

Auch diese Anwendung können Sie jeden Tag durchführen und bei Bedarf noch weitere Übungen hinzufügen. Sowie die Akupressurpunkte stimuliert sind, fließt viel mehr sexuelle Energie durch die Zirbel- und Hirnanhangdrüse, durch Zunge und Gehirn. Auf diese Weise können die schlimmsten Auswirkungen von Kontraktionen überwunden werden.

Mit den nächsten Übungen werden Sie blockierte sexuelle Energie in Nacken, Unterleib und Becken lösen können. Dafür wenden Sie die drei yogischen Schleusen an – die *Nacken-Schleuse,* die *Zwerchfell-Schleuse* und die *Wurzel-Schleuse.*

Die Yoga-Schleusen

Mit der Nacken-Schleuse lässt sich sexuelle Energie lösen, die im Kiefer, Nacken und den Schultern blockiert ist. Das Anwenden der Zwerchfell-Schleuse setzt blockierte Energie aus dem Solarplexus, dem Zwerchfell und dem mittleren Rücken frei. Die Wurzel-Schleuse löst blockierte Energie im Becken, unteren Rücken und in den Sexualorganen. Die Yoga-Schleusen wurden bereits vor Hunderten von Jahren von indischen Meistern eingeführt, um Blockaden zu durchbrechen, Energie freizusetzen und ihren Fluss durch Körper und Energiesystem auszugleichen. Regelmäßig angewendet führen sie zu einem viel intensiveren Erleben sexueller Ekstase.

Im Anschluss an die drei Übungen mit den Schleusen beginnen Sie damit, sich im bereits mehrfach erwähnten ewig-gegenwärtigen Jetzt zu zentrieren – dem einzigen Ort, an dem Vergnügen, Liebe, Intimität und Freude wirklich möglich sind. Wenn Ihnen das gelingt, werden Ihr physischer Körper und seine Organe ganz von selbst mit Ihrem Energiesystem in Einklang gelangen.

Allerdings wird sich der Effekt der Übungen erst nach und nach einstellen. Deshalb ist es sehr wichtig, sie regelmäßig zu machen und ein bisschen Geduld mitzubringen. Denken Sie daran – Übung macht den Meister! Hartnäckige Blockaden brauchen eine Weile, bis sie sich lösen, aber Sie können sicher sein, dass sie es tun werden. Die vorhandenen Kontraktionen werden früher oder später nachlassen und Ihr Körper wird zusammen mit Ihrem Energiesystem step by step zu neuer Gesundheit und Ganzheitlichkeit finden.

Die drei Schleusen-Übungen sollten immer hintereinander ausgeführt werden, denn die ersten beiden bereiten auf die jeweils anschließende vor.

Die Nacken-Schleuse

Jalandhara Bandha oder die Nacken-Schleuse löst sexuelle Energie, die sich in der oberen Brust, den Schultern und dem Nacken festgesetzt hat – so kann innewohnende Freude freigesetzt werden.

Lege dich entweder flach auf den Rücken mit den Armen seitlich am Körper und den Beinen verschränkt (oder in Lotusposition) oder setze dich gerade auf einen Stuhl, die Füße stehen fest auf dem Boden. Der Rücken sollte die ganze Zeit über gerade bleiben und die Augen geschlossen.

Atme zunächst tief durch die Nase ein und ziehe dabei Kinn und Nacken zusammen, so als würdest du sie zusammenpressen wollen. Gleichzeitig ziehst du deine Schultern hoch, sodass dein Hinterkopf auf deinen Schultermuskeln ruht. Es fühlt sich ein bisschen so an, als hättest du gar keinen Hals. Behalte den Kopf dabei in der Mitte, ohne ihn nach vorn oder nach hinten zu kippen.

Wenn du jetzt auf den Bereich deiner Wirbelsäule direkt unter deinem Nacken achtest, wirst du dort ein Prickeln spüren, das bis in den Nacken hinauffließt. Auf dem Weg nach oben wird das Prickeln stärker werden und in alle Richtungen strahlen. Manche Menschen spüren sogar Hitze oder eine starke Vibration. All diese Empfindungen sind ganz normal – lass sie einfach geschehen und genieße sie. Sie zeigen dir, dass mehr sexuelle Energie deine Wirbelsäule emporströmt, dass deine Energiezentren im Nacken und Hals aktiviert sind – und dann strahlen sie auch sexuelle Energie in Form von Freude aus.

Halte die Nacken-Schleuse, bis du bis fünf gezählt hast, und halte die ganze Zeit über den Atem an. Dann löst du die Spannung und atmest aus.

Wiederhole das Ganze noch einmal, zähle bis fünf und entspann dich wieder. Anspannung und Loslassen sollten gleich lang dauern. Nach dem dritten Durchlauf ist die erste Schleuse abgeschlossen. Anschließend solltest du für zirka zwei Minuten ruhen und spüren, wie sexuelle Energie sanft durch deinen Rücken und den Nacken fließt. Wenn es dort keine Blockaden gibt, kannst du ein Glühen in Nacken und Schultern wahrnehmen, das mit einem Gefühl von Selbstsicherheit und innerer Stärke einhergeht.

Der Nacken ist körperlich und energetisch sehr wichtig, denn er streckt die obere Wirbelsäule, sodass sexuelle Energie frei in den Kopf hineinfließen kann, wo sie schließlich auch die Zunge, Zirbeldrüse, Hirnanhangdrüse und das Gehirn erreicht und energetisiert.

Auch die Schilddrüse und Nebenschilddrüse werden durch diese Übung hervorragend stimuliert und können ihre Hormone viel effektiver ausschütten. Außerdem löst die Nacken-Schleuse Verspannungen im Körper, die den freien Energiefluss durch den *Gouverneur-* und *Konzeptual*-Meridian behindern. Sobald die Energie im *Konzeptual*-Meridian nicht richtig fließt, kommt es zu Hyperaktivität oder Lethargie anstelle von Freude. Wenn der Energiefluss im *Gouverneur*-Meridian gestört ist, treten Passivität oder Depression an ihre Stelle.

Die Zwerchfell-Schleuse

Als Nächstes folgt *Uddiyana Bandha* – die Zwerchfell-Schleuse. Auch für sie legst du dich hin oder setzt dich aufrecht auf einen Stuhl. Ziehe beim Ausatmen das Zwerchfell in deinen Brustraum, während du die anderen Organe deines Oberbauchs hoch und in Richtung Wirbelsäule ziehst. Achte darauf, dass du beim Einziehen ausatmest, damit in deinem Brustkorb genügend Platz für die Anspannung ist. Halte deinen Atem und die Spannung an.

Sobald du mit der Übung beginnst, wirst du ein Prickeln spüren, das direkt von der Rückseite deines Solarplexus ausgeht. Dieses Prickeln wird stärker und zu einem warmen Glühen werden, welches an deiner Wirbelsäule bis hin zum Herz-Chakra aufsteigt. Die aufsteigende sexuelle Energie wird dabei auch dein drittes Chakra aktivieren. Das wiederum bringt ein Gefühl von Zufriedenheit und Geborgenheit.

Halte auch diese Schleuse, bis du bis fünf gezählt hast, und löse sie dann. Dann zählst du – während du einatmest – wieder bis fünf. Wiederhole die Übung noch zwei Mal. Nach der dritten Wiederholung entspannst du und atmest tief durch die Nase ein und aus. Dabei solltest du den verstärkten Fluss sexueller Energie in deiner Wirbelsäule voll bewusst genießen.

Uddiyana Bandha stimuliert den Bauch und den Energiefluss im dritten Chakra. Das verstärkt und stimuliert Vertrauen, Geborgenheit, Zufriedenheit und Einfühlungsvermögen. Die

Zwerchfell-Schleuse ist übrigens sehr wichtig für Menschen, denen es schwerfällt, sich anderen Menschen gegenüber zu öffnen und lange Beziehungen aufrechtzuerhalten.

Die Wurzel-Schleuse

Die dritte Schleuse nennt sich *Mula Bandha* oder die Wurzel-Schleuse. Sie verstärkt den Fluss sexueller Energie durch die Sexualorgane im Becken.

Zuerst spanne beim Ausatmen deinen Aftermuskel an und ziehe ihn nach innen, so als würdest du einen Darmwind einbehalten wollen. Anschließend ziehst du deine Sexualorgane nach innen, sodass es zu einer Anspannung in den Harnwegen und im Unterleib kommt. Dann ziehst du deinen Unterleib bis zum Nabelbereich nach innen Richtung Wirbelsäule. Dadurch werden die Sexualorgane und das Rektum noch weiter nach innen und hochgezogen.

Die Wurzel-Schleuse hilft bei Verspannungen in diesen Bereichen und stimuliert den Energiefluss. Auf diese Weise gewinnt man einen größeren Zugang zu sexueller Lust, Kreativität und Lebendigkeit.

Die drei Schleusen miteinander verbinden

Sowie die Ausführung aller drei Schleusen gut funktioniert, kann man sie miteinander verbinden. Davon profitiert der gesamte Körper.

Lege oder setze dich gerade hin. Schließe wieder deine Augen und atme tief durch die Nase ein und aus. Nach ungefähr zwei Minuten führst du die Wurzel-Schleuse aus, hältst sie und zählst dabei bis fünf. Dann lässt du die Spannung los und ruhst, während du wieder bis fünf zählst. Anschließend gehst du in die Zwerchfell-

Schleuse, hältst die Spannung und zählst auch dabei bis fünf. Dann löse die Spannung und zähle wieder bis fünf. Schließlich gehst du zur Nacken-Schleuse über und hältst auch ihre Spannung, bis du bis fünf gezählt hast. Die anschließende Ruhephase dauert genauso lange.

Diesen Durchgang solltest du zwei bis drei Minuten lang wiederholen. Schließlich wirst du feststellen, dass dein Atem ganz von selbst bei den ersten beiden Schleusen aus deinem Körper hinausströmt und bei der dritten Schleuse in ihn hinein.

Nach einer Weile wirst du zu schwitzen beginnen, denn dein Körper stößt Toxine aus – er reinigt sich und dadurch lösen sich auch die Symptome vorhandener Verspannungen.

Wenn man die Übung regelmäßig macht, wird man an Kraft gewinnen und kann sie dann auch ausdehnen – bis hin zu zehn Minuten. Allerdings sollten Sie sich nicht übernehmen – weniger ist oft mehr. Spüren Sie genau in Ihren Körper hinein, und wenn er genug hat, hören Sie auf. Ein Zuviel ist nicht ungefährlich und kann zu mehr Problemen führen, als es tatsächlich beseitigt.

Das ewig-gegenwärtige Jetzt und wie man sich darin zentriert

Wenn Sie die gröbsten Verspannungen in Ihrem Körper erfolgreich gelockert haben, sind Sie bereit, sich im ewig-gegenwärtigen Jetzt zu zentrieren. Der Fluss sexueller Energie ist niemals stärker und kontinuierlicher als in diesem Zustand. Jedes Lebewesen kennt ihn, doch die meisten Menschen sind – wie schon im ersten Kapitel erwähnt – aus ihm herausgefallen. Sie hängen aufgrund ihrer Blockaden und Anhaftungen an ihrer Vergangenheit oder in der Zukunft, und somit ist der

Fluss sexueller Energie in ihrem Energiesystem und im Körper blockiert.

Viele von uns leiden unter diesem Verlust und seinen Konsequenzen. In der heutigen Zeit leben viele Männer und Frauen ausschließlich auf die Vergangenheit oder Zukunft ausgerichtet und positionieren sich daher vor ihrem Körper und Energiefeld oder dahinter. In ihrem wirklichen Zentrum – der Mitte von Körper und Energiefeld, im ewig-gegenwärtigen Jetzt – befinden sich tatsächlich die wenigsten. Das lässt sich leicht an der Haltung, der Stimme und am Atem eines Menschen erkennen. Viele von uns laufen entweder leicht nach vorne oder hinten gebeugt, atmen flach und unvollständig und ihre Stimmen resonieren nicht tief aus ihrem Innern.

Die östlichen Traditionen haben erkannt, dass es falsch ist, sich auf Vergangenes oder Zukünftiges zu beziehen. Die Tantriker zum Beispiel wussten, dass die Bedeutung von Vergangenheit und Zukunft lediglich darin besteht, das ewig-gegenwärtige Jetzt zu bereichern. Daher achteten sie darauf, in Haltung und Bewusstsein in ihre Mitte zu gelangen, denn sie wussten, dass das ewig-gegenwärtige Jetzt nur im Zentrum ihres körperlichen und geistigen Wesens existieren kann.

Mit der nun folgenden Meditation können Sie sich wieder ganz in Ihrer Mitte zentrieren – egal wie es um die eigene energetische oder körperliche Verfassung bestellt ist. Die Meditation dauert ungefähr 20 Minuten und sollte jeden Tag wiederholt werden, bis Sie mühelos im Zentrum des eigenen Körpers und Energiefeldes zentriert bleiben können. Wenn Sie sich aufrecht im Schneidersitz oder gerade auf einen Stuhl setzen, wird sie Ihnen am leichtesten fallen. Wichtig ist, dass Sie zunächst einmal alle Muskelgruppen des Körpers anspannen und entspannen. Auf diese Weise wird angestauter Stress aus dem Körper gelöst, und der Geist kann zur Ruhe kommen. Ich selbst wende diese Technik seit mehr als 25 Jahren an, sie ist nicht schwer und jeder kann sie durchführen. Dabei ist es völlig unerheblich, ob man schon Erfahrungen mit Energiearbeit und Meditationen hat oder nicht.

In die Mitte kommen: Die Standard-Methode

Setze dich bequem hin und atme tief durch die Nase ein und aus. Zähle dann langsam von fünf bis eins rückwärts. Dabei solltest du jede der Zahlen im Geist drei Mal wiederholen und dir gleichzeitig vorstellen. Nimm dir ruhig Zeit, und lass deinen Geist so kreativ sein, wie er möchte. Nachdem du bei eins angelangt bist, sagst du dir: *»Ich bin jetzt tief entspannt, und ich fühle mich besser als zuvor.«*

Dann zählst du von zehn bis eins rückwärts und lässt dich bei jeder abnehmenden Zahl tiefer und tiefer sinken. Bei eins angelangt sagst du: *»Jedes Mal, wenn ich auf diese Bewusstseinsebene gelange, kann ich meinen Geist auf immer kreativere Art und Weise nutzen.«*

Anschließend richtest du deine Aufmerksamkeit auf deine Füße. Spann sie so fest du nur kannst an und halte Spannung und Atem für fünf Sekunden an. Dann lässt du beides wieder los und entspannst dich. Wenn du dann wieder einatmest, spannst du Knöchel und Waden an und hältst Luft und Spannung wieder für fünf Sekunden. Nach der fünften Sekunde löst du sie wieder. So gehst du immer weiter vor – zu Knien, Oberschenkeln, Po, Becken, Unter- und Oberbauch, Brust, Schultern, Nacken, Arme und Hände. Nachdem du alle Bereiche an- und wieder entspannt hast, machst du dasselbe mit deiner Gesichtsmuskulatur.

Wenn du die Anspannung nach fünf Sekunden wieder loslässt, sagst du laut »Aaaah«, während du ausatmest. Dann öffnest du deinen Mund, streckst deine Zunge heraus und dehnst die Muskeln deines Gesichts so lange wie es nur geht. Auch diese Spannung hältst du für fünf Sekunden und sagst »Aaaah«, wenn du sie wieder loslässt.

Zum Schluss spannst du noch einmal deinen ganzen Körper mitsamt Gesicht für weitere fünf Sekunden an, atmest dann durch die Nase aus und sagst: *»Es ist meine Absicht, meine Wahrnehmungsorgane nach innen zu richten.«*

Wenn du das tust – und eine mit Absicht formulierte Aussage hat immer den gewünschten Effekt –, wird dir bewusst werden, dass dein Körper von deinem Energiefeld vollständig durchdrungen ist. Es kann sein, dass du diese Tatsache sogar sehen, fühlen und spüren kannst. Anschließend sagst du: *»Es ist meine Absicht, mich in meinem Körper und meinem Energiefeld zu zentrieren.«* Dein Gewahrsein wird sich sofort auf das Gesagte einstellen, und du wirst merken, dass du im ewig-gegenwärtigen Jetzt zentriert bist.

Nimm dir fünfzehn Minuten, um diese Meditation zu genießen. Dann zähle bis fünf und öffne die Augen – du wirst vollkommen entspannt sein, hellwach und dich besser fühlen als zuvor.

Je öfter Sie die Meditation machen, desto größer wird auch der Erfolg sein, und desto leichter wird es Ihnen fallen, im ewiggegenwärtigen Jetzt zentriert zu bleiben.

Individuelle Energie – die Ursache von Verspannungen

Wenn Sie sich im ewig-gegenwärtigen Jetzt zentrieren, werden Sie bald erkennen, dass die Energie, die Verspannungen verursacht, individuelle Eigenschaften besitzt oder – wie ich es nenne – eine gewisse »Note« hat. Diese »Note« kann alles Mögliche sein: Zorn, Missgunst, Ängstlichkeit, Depressivität usw. Energie mit individuellen Eigenschaften ist uns meist viel vertrauter als sexuelle Energie. Letztere hat ausschließlich universelle Eigenschaften, die eigentlich keine wirkliche »Note« haben oder irgendwelche Eigenschaften besitzen.

Individuelle Energie hingegen spürt man immer dann sehr deutlich, wenn man ängstlich oder deprimiert ist oder wenn man sich wegen Stress, Schock, Trauma oder Krankheit anspannt. Man spürt sie auch, wenn man sich beispielsweise an jemanden klammert – sich also auf ungesunde Art und Weise an einen Menschen bindet und wenn der eigene Zugang zu Vergnügen, Liebe, Intimität und Freude durch diese Energie vermindert wird. Sobald sich der Fluss sexueller Energie im Körper und Energiefeld durch individuelle Energie verringert, kann die Gesundheit, das seelische oder geistige Wohlbefinden und Gleichgewicht und die eigene Fähigkeit, sexuelle Ekstase zu erfahren, stark darunter leiden.

Energie mit universellen Eigenschaften

Universelle Energie besitzt ausschließlich »reine« Eigenschaften, die unveränderlich sind. Vergnügen, Liebe, Intimität und Freude sind solche Energien mit universellen Eigenschaften, auch Loyalität, Wahrheit und Freiheit gehören dazu. Wenn zwei Liebende ausschließlich universelle Eigenschaften miteinander teilen, kann Sex zu einem wirklich berauschenden Erlebnis werden. Und wenn sich ein Paar im ewig-gegenwärtigen Jetzt zentriert, kann es selbst unter den chaotischsten, störendsten und feindseligsten Umständen sexuelle Ekstase erfahren, denn der Fluss sexueller Energie ist niemals stärker als im ewig-gegenwärtigen Jetzt.

Einige wichtige Schritte haben Sie bereits gelernt, um dieses Ziel zu erreichen. Im nächsten Kapitel wird ein weiterer Schritt hinzukommen – die Verteilung sexueller Energie im gesamten Energiefeld und Körper –, damit man sie noch mannigfaltiger, erfüllender und vollständiger mit einem Partner teilen kann.

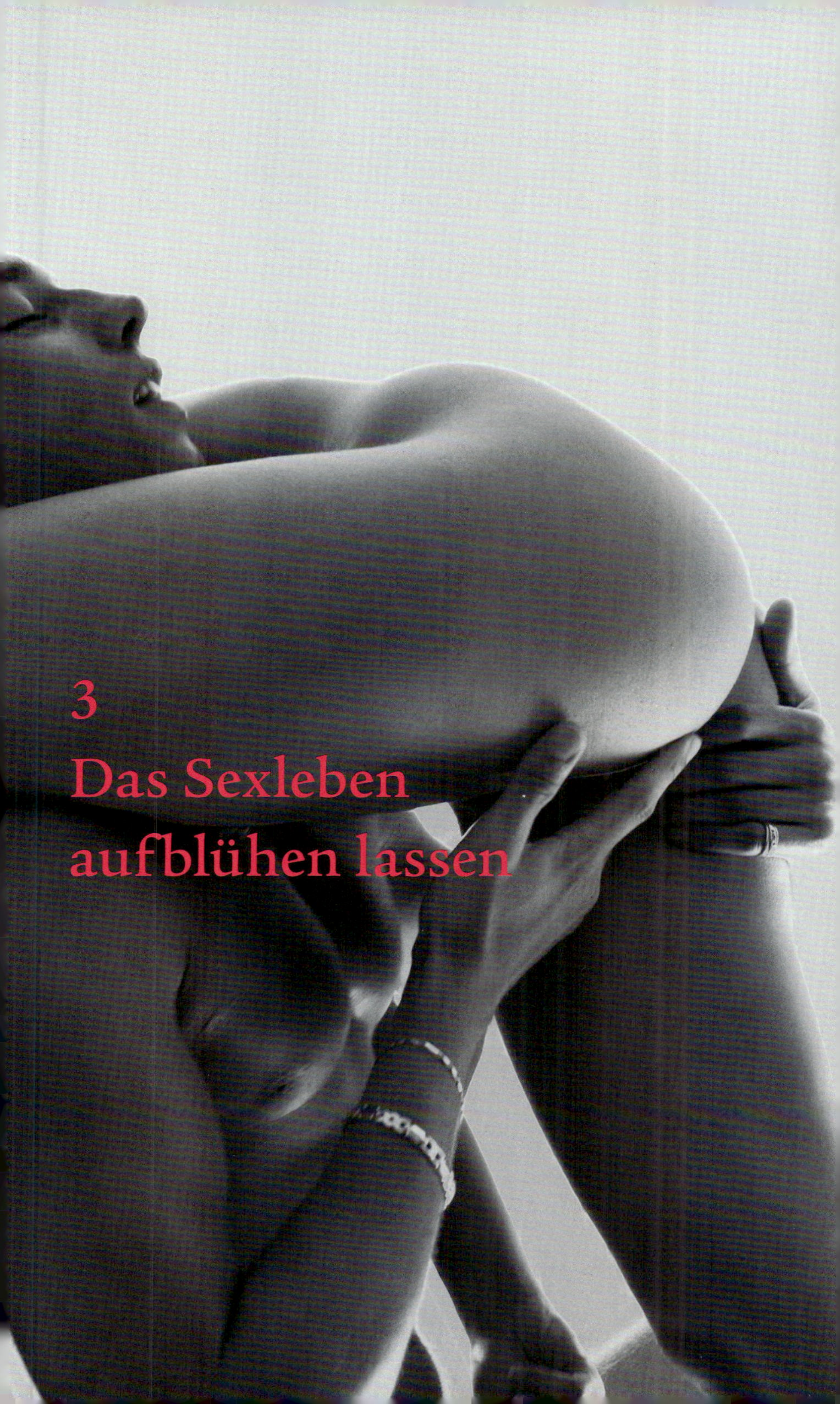

3
Das Sexleben aufblühen lassen

In diesem Kapitel erfahren Sie, wie Sie Ihre nun freigesetzte sexuelle Energie mithilfe Ihrer Meridiane im gesamten Körper und Energiefeld verteilen können und wie sie sich anschließend am effizientesten mit einem Partner teilen lässt. Dafür wenden wir eine Kombination aus Atemübungen und Mudras an. Wenn man es richtig macht, lässt sich sexuelle Energie sogar genau an die Stelle im Körper oder Energiefeld dirigieren, wo sie am meisten gebraucht wird. Und wenn man mit dem Partner mehr universelle Energie austauschen kann, wird es in der Beziehung auch viel mehr Vergnügen und Liebe geben.

Meridiane

Bei Meridianen handelt es sich um Energieströme, die dafür sorgen, dass unser gesamtes Energiefeld und unser Körper mit sexueller Energie versorgt werden. Meridiane sind sowohl physisch als auch nicht-physisch. In einem alten indischen Text, der *Varatupanishad,* wird erklärt, dass sich die Meridiane im Menschen vom Kopf bis zu den Zehen erstrecken und dass der »Atem des Lebens« durch sie fließt. Die meisten asiatischen Religionen sind sich über die Existenz der Meridiane einig. Allerdings herrscht oft Uneinigkeit darüber, wie viele es eigentlich gibt. Ein Text spricht beispielsweise von 72.000 Meridianen, die einem eiförmigen Organ namens *Kanda* kurz unterhalb des Nabels entspringen – andere wiederum sprechen von zwei *Kandas* und von über 350.000 Meridianen.

Diese Unterschiede sollten uns aber nicht weiter behelligen, denn die meisten Texte stimmen darin überein, dass nur 72 dieser vielen Meridiane von besonderer Bedeutung sind und nur zehn davon zu den Hauptmeridianen gehören. Die wichtigsten von diesen zehn sind der *Gouverneur,* der *Konzeptual,* der *Ida* und der *Pingala.*

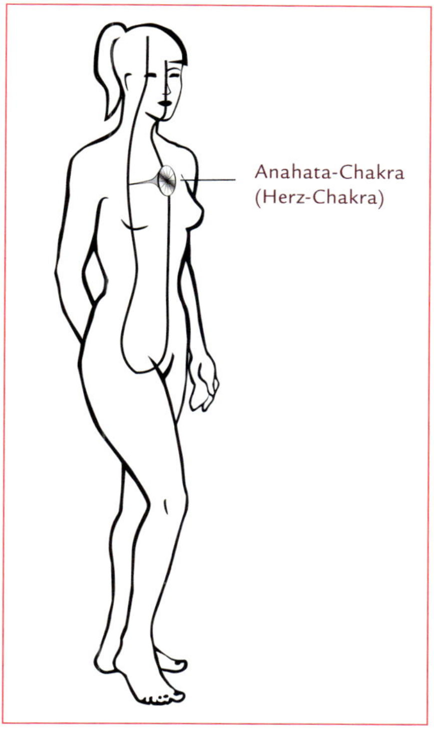

Abb. 6: Das Herz-Chakra, der *Konzeptual-* und der *Gouverneur*-Meridian

Der *Gouverneur*-Meridian verläuft genau entlang der Wirbelsäule. Er beginnt am Steißbein und endet im oberen Bereich des Gaumens. Die Zunge verbindet den männlichen *Gouverneur*-Meridian mit seinem weiblichen Pendant – dem *Konzeptual*-Meridian. Der *Konzeptual* hat seinen Ursprung in der Zunge und läuft an der Vorderseite des Körpers hinab über die Sexualorgane bis hin zum Steißbein, wo er wieder auf den *Gouverneur* trifft (Abb. 6). Der *Ida* führt auf der rechten Seite der Wirbelsäule entlang bis in das rechte Nasenloch. Manche meinen, dass *Ida* und *Pingala* sehr viel mit dem zentralen Nervensystem zu tun haben, da sie sich rechts und links der Wirbelsäule befinden. Beweise dafür gibt es jedoch nicht.

Obwohl Yoga, Tantra und die Traditionelle Chinesische Medizin unterschiedliche Angaben über die Meridiane machen, findet sich in allen Traditionen die Aussage, dass Meridiane die energetischen Versorgungskanäle für unsere Energiekörper, unser Energiesystem und die physischen Organe sind. Uns interessiert dabei besonders, dass Meridiane die Lebenskraft (Prana) in Form von sexueller Energie direkt beim Einatmen aus der Luft aufnehmen und sie mithilfe der Chakren in unserem gesamten Energiesystem verteilen. Dies gewährleistet eine Versorgung aller physischen und nicht-physischen Aspekte und Organe unseres Energiesystems.

Pranayama

Um den Fluss sexueller Energie durch die Meridiane zu erhöhen – besonders durch die erwähnten *Gouverneur*, *Konzeptual*, *Ida* und *Pingala* –, haben die Tantriker spezielle Atemtechniken entwickelt, die unter dem Namen *Pranayama* bekannt sind. Seit Jahrtausenden ist die Wissenschaft und Technik vom Atem ein wesentlicher Bestandteil der tantrischen Traditionen. Die tantrischen Meister wussten, dass ein kontinuierlicher und ungehinderter Fluss sexueller Energie sowohl für die Gesundheit und das Wohlbefinden als auch für die eigene spirituelle Entwicklung unabdingbar ist. Sie erkannten auch, dass einschränkende Überzeugungen und Anhaftungen den Fluss und die Verteilung dieser Energie beeinträchtigen und deshalb die belebende Wirkung auf Körper und Geist ausbleibt. Um das zu verhindern, entwickelten sie ein System von Übungen, das dafür sorgt, dass mit jedem Atemzug mehr Prana (durch sexuelle Energie) in das menschliche System einfließt und dessen Verteilung im menschlichen Energiefeld und Körper enorm verbessert.

Im Folgenden werde ich mehrere *Pranayama*-Übungen vorstellen. Mit mehr Prana und einer gleichmäßigeren Verteilung sexueller Energie im eigenen System können Sie viel effektiver sexuelle Ekstase verwirklichen und ausleben. Alles, was Sie dafür tun müssen, ist, die Übungen regelmäßig zu machen.

Die Blasebalg-Atmung

Die erste *Pranayama*-Übung nennt man im Sanskrit *Kapalabhati*, was »den Kopf reinigen« bedeutet. Durch diese Übung sollen der *Gouverneur, Konzeptual, Ida* und *Pingala,* aber auch andere Meridiane im Kopf, die mit ihnen zusammenarbeiten, von Verstopfungen gereinigt werden. Das Resultat ist ein ungehinderter Energiefluss durch Nasenlöcher, Ohren und alle anderen Luftkanäle oberhalb der Schultern. Durch die Blasebalg-Atmung (*Kapalabhati*) sollen sogar Toxine ausgeschwemmt und das Blut mit Sauerstoff angereichert werden.

Ein wichtiger Hinweis: *Kapalabhati* verursacht Druck. Menschen mit Atemerkrankungen sollten sie besser nicht anwenden, und wer Herzprobleme hat, sollte vorher seinen Arzt konsultieren.

Die Atmung besteht aus drei Teilen: Zunächst stößt man Luft ruckartig aus, dann hält man sie an und danach atmet man langsam wieder ein. Bei der normalen Atmung ist eher das Einatmen aktiv und das Ausatmen passiv. Bei *Kapalabhati* ist es genau umgekehrt – ein kurzes und aktives Ausstoßen der Luft folgt einer passiven Einatmung. Eigentlich können Sie die Blasebalg-Atmung in jeder Position ausführen – achten Sie aber darauf, dass Sie den Rücken gerade halten. Für den Anfang empfehle ich immer, sich aufrecht auf einen Stuhl zu setzen, die Hände in den Schoß zu legen und die Füße dabei flach auf den Boden zu stellen oder den Lotussitz einzunehmen. Die Kehle spielt bei der Blasebalg-Atmung eine sehr wichtige Rolle – sie sollte vollständig unbeweglich (!) bleiben.

Um mit der *Pranayama*-Übung zu beginnen, setze dich bequem und aufrecht hin. Atme einige Minuten lang durch die Nase ein und aus, bis du vollkommen entspannt bist. Anschließend legst du deine »positive« Hand (bei Rechtshändern die rechte, bei Linkshändern die linke) auf deinen Bauch. Achte einige Momente auf den Rhythmus deines Atems. Wenn du so weit bist, atmest du tief ein und füllst deinen gesamten Bauch mit Luft. Achte darauf, dass deine Brust und Kehle dabei unbeweglich und gerade bleiben. Der untere Bereich des Körpers sollte ganz entspannt sein – besonders der Bauch, damit er sich ungehindert ausdehnen kann, wenn er sich mit Luft füllt.

Spanne nun deine Bauchmuskeln – besonders die beiden langen – ruckartig und schnell an. Durch die plötzliche Anspannung wird die Luft aus dem Bauch durch die Nasenlöcher geradezu herausgepresst. Sobald die Luft ausgestoßen ist, entspannst du deinen Bauch und lässt ihn sich ganz natürlich wieder ausdehnen, während sich die Lungen ganz von selbst mit Luft füllen. Dann spannst du den Bauch wieder ruckartig an, sodass die Luft erneut nach oben und durch die Nase herausgepresst wird.

Das ist der *erste* Teil – ein rasches Aufeinanderfolgen von scharfen, rhythmischen Ausatmungen, gefolgt von passiver Einatmung. Während des passiven Einatmens solltest du darauf achten, dass du deinen Bauch ganz allmählich entspannst, sodass die Luft relativ langsam einfließen kann.

In yogischen Texten ist oft zu lesen, dass die Einatmung zwei bis drei Mal so lange dauern soll wie das stoßhafte Ausatmen. Die Geschwindigkeit an sich ist weniger wichtig. Es kommt vielmehr auf den Rhythmus und die Wucht der Ausatmung an, denn beides garantiert die positive Wirkung der Übung. Das Ausstoßen der Luft funktioniert am besten, wenn du dir dabei vorstellst, du würdest die Bauchmuskeln unterhalb deines Nabels mit aller Wucht »anpusten« wollen.

Der *zweite* Teil folgt direkt auf den ersten. Nachdem du die Luft ein letztes Mal scharf ausgestoßen hast, atmest du lange und tief durch die Nase ein, hältst dann den Atem an und nimmst deine Hand vom Bauch weg. Halte den Atem, bis du einen starken Energiestrom spürst, der deinen Rücken emporsteigt. Sobald diese Energie in deinem Kopf ankommt, wirst du dich ganz leicht fühlen, und vielleicht ist dir sogar ein wenig schwindelig – dann erst atmest du langsam durch die Nase wieder aus. So kann sexuelle Energie, die sich während der Übung gelöst hat, wieder in den Körper gelangen. Dein Atem wird wie ein Seufzen klingen – ähnlich dem von Sumo-Ringern, die sich auf einen Kampf vorbereiten. Nach dem ersten langen Ausatmen nimmst du ohne Unterbrechung einen tiefen Atemzug durch die Nase und wiederholst das Ganze. Anschließend gehst du allmählich wieder zu deiner normalen Atmung über.

Lass dir fünf Minuten Zeit, um genau hinzuspüren, welche Wirkung die Blasebalg-Atmung auf dein Energiefeld und deinen Körper hat. Anschließend zählst du langsam bis fünf und öffnest die Augen. Du wirst ganz wach und entspannt sein und dich sehr wohlfühlen. Denn alle deine physischen und nicht-physischen Organe sind nun mit mehr sexueller Energie angereichert.

Diese Übung ist besonders effektiv, wenn man sie morgens vor dem Frühstück macht oder auch direkt bevor man Sex hat. Unmittelbar nach dem Essen stört sie allerdings die Verdauung und auch vor dem Schlafengehen ist sie eher ungeeignet, da sie die Nerven und den sexuellen Appetit anregt. Und: Die Blasebalg-Atmung lässt sich zwar jeden Tag anwenden, doch es ist eine sehr starke Übung, die den Druck sexueller Energie, die durch unseren Körper und unsere Meridiane fließt, vorübergehend erhöht (siehe S. 65). Man sollte sie daher mit Bedacht anwenden, nicht zu heftig oder zu häufig am Tag machen.

Während der ersten Übungswoche sollten Sie bis zu 40 Ausatmungen per Minute schaffen. Nach der ersten Minute legen Sie für zirka 30 Sekunden eine Pause ein und atmen dabei eher leicht und langsam. Dann wiederholen Sie die Übung. Jede Woche können Sie zehn Ausatmungen hinzuaddieren, bis Sie schließlich bei 100 Ausatmungen pro Minute angelangt sind. Auf jede Minute Blasebalg-Atmung sollten mindestens 30 Sekunden Pause folgen. Fünfmal 100 Ausatmungen sind ausreichend, um die gewünschte Wirkung zu erzielen. Mehr ist ohne professionelles Training nicht empfehlenswert.

Die Haupteffekte von *Kapalabhati* sind sowohl körperlich als auch energetisch spürbar. Durch die abrupten Luftausstöße lösen sich kleinere Blockaden, die insbesondere den Energiestrom in den Meridianen stören. Restluft wird aus den Lungen befördert und Toxine gelöst. Das Zwerchfell und die Gedärme im Bauch werden gedehnt, die Verdauung wird aktiviert und in Schwung gebracht. Außerdem stimuliert die Übung das Becken und macht es flexibler und empfindsamer.

Da die Blasebalg-Atmung das Blut und die Atemwege stark mit Sauerstoff anreichert, hat die Übung auch einen beruhigenden Effekt auf das zentrale Nervensystem. Schon zu Beginn fällt der Karbondioxid-Level im Blut drastisch ab – nach zwei bis drei weiteren Minuten reinigt sich das gesamte Kreislaufsystem, was wiederum den Zellstoffwechsel anregt. Das ist besonders gut für Menschen mit Bewegungsmangel.

Sobald man die Blasebalg-Atmung gut beherrscht, kann man zur nächsten Übung, der Yoga-Atmung, übergehen.

Die Yoga-Atmung

Falls Sie zu den Menschen gehören, die nur flach oder unvollständig atmen, oder wenn Sie Ihren Atem sogar unbewusst hin und wieder anhalten, wird sexuelle Energie daran gehindert, in Ihr gesamtes System zu gelangen und sich dort optimal zu

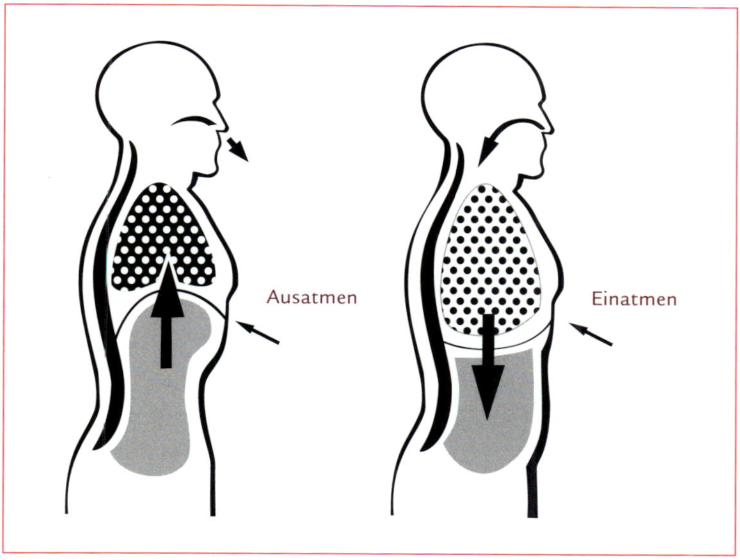

Abb. 7: Die Yoga-Atmung

verteilen. Genau diese Probleme kann die Yoga-Atmung beheben. Regelmäßig angewendet, wird der eigene Atem wieder tief und vollständig. Dann kann sich sexuelle Energie ungehindert im eigenen System ausbreiten und vor allem auch die Bereiche füllen, die es besonders brauchen.

Die Yoga-Atmung lässt sich einzeln anwenden, im Anschluss an *Kapalabhati* oder als Bestandteil anderer Meditationen. Sie bildet einen Zusammenschluss dreier Atemtechniken und wird deshalb auch oft die vollständige Atmung genannt. Zu ihr gehören die Unterleibs-Atmung, die mittlere und die obere Atmung. Bei der *Unterleibs-Atmung* füllt man seinen unteren Bauch mit Luft und sexueller Energie. Dabei wird er gedehnt und nach unten gepresst. Sobald dieser Bereich »gefüllt« ist, kommt der mittlere Bereich – der Brustkorb – an die Reihe. Wenn er sich mit Luft füllt, dehnt auch er sich aus, wodurch die Schultern angehoben werden. Das ist die *mittlere Atmung*. Bei der *oberen Atmung* werden schließlich auch die Nasengänge und der Kopf mit Luft und sexueller Energie gefüllt (siehe Abb. 7, S. 69).

Wenn man die eingeatmete Luft bis hinein in den Unterleib zieht und von dort bis hinab zu den Füßen und über die Lunge bis hinauf in die Nasengänge und den Kopf, erhöht man den Fluss sexueller Energie und dessen Verteilung im gesamten Energiefeld und Körper. So gelangt sexuelle Energie mit jeder Einatmung in das Energiesystem. Und je tiefer und bewusster das System »be-atmet« wird, desto energetisierter wird es letztendlich insgesamt sein.

Setze dich für die Übung wie immer bequem und aufrecht hin. Dann legst du deine positive Hand (bei Rechtshändern die rechte Hand, bei Linkshändern die linke) direkt unterhalb des Solarplexus (= Sonnengeflecht, etwas oberhalb des Nabels) auf deinen Bauch. Das hilft dir, der Bewegung deiner Ein- und Ausatmung genau zu folgen, und macht sie rhythmischer und fließender. Dann schließt du die Augen und atmest ein. Fülle zuerst deine unteren Lungenbereiche mit Luft. Mit der Hand kannst du spüren, wie sich die Muskeln des Zwerchfells dehnen und wie sich dein Bauch leicht ausdehnt. Atme weiter ein und fühle, wie sich auch die mittleren und oberen Bereiche deiner Lunge mit Luft füllen. Deine Schultern werden sich anheben und dein Brustkorb ausdehnen.

Während des mittleren Atems haben viele Menschen Beschwerden im oberen Rücken zwischen den Schulterblättern. Das liegt meist an verspannten und steifen Muskeln. Wenn Körperbereiche unter Spannung stehen oder sich zusammenziehen, atmet man oft auch nicht mehr in sie hinein. Lass dich davon aber nicht behelligen und mach einfach weiter. Nach einigen Tagen wird bei dieser Übung der Schmerz verschwinden und deine Muskeln werden wieder elastisch und weich sein.

Nachdem deine Lunge vollständig gefüllt ist, atme weiter ein und lasse zu, dass sich auch deine Nasengänge und dein Kopf mit Luft und Energie füllen. Wenn alles gefüllt ist, gehst du ohne Unterbrechung zur Ausatmung über und lässt den Prozess einfach umgekehrt ablaufen. Entleere zunächst deinen Kopf samt Nase und dann die oberen, mittleren und unteren Bereiche der Lunge. Deine Schultern werden sich senken und dein Zwerchfell in seine Ausgangsposition zurückgehen.

Fahre fort, bis du vollständig bis in deine Füße hinein ausgeatmet hast, und beginne den Prozess von Neuem mit der Einatmung. Lass dich dabei von den Grenzen deines physischen Körpers nicht irritieren – dein Energiesystem ist viel größer als dein Körper; und bloß weil deine stofflichen Lungen einen begrenzten Raum einnehmen, heißt das nicht, dass du nicht bis in die entlegensten Ecken deines Körpers atmen kannst!

Anfangs sollte man die Übung nicht länger als fünf Minuten machen – später lässt sie sich auf zehn oder sogar zwanzig Minuten ausdehnen. Die Yoga-Atmung kann gut vor jeder Meditation angewandt werden oder nach der Blasebalg-Atmung. Man kann sie aber auch alleine machen oder wann immer es gerade passt.

Obwohl die Yoga-Atmung eine viel sanftere Methode als die Blasebalg-Atmung ist, sollten Sie auch bei ihr mit Bedacht vorgehen. Achten Sie stets darauf, nicht zu übertreiben, und hören Sie auf Ihren Körper.

Meditation für bewegliche Gelenke

Um sexuelle Ekstase erleben zu können, ist es wichtig, dass alle Körperteile gut mit sexueller Energie versorgt werden – auch oder gerade diejenigen, die blockiert und verspannt sind. Doch selbst wenn die Yoga- und Blasebalg-Atmung den Energiefluss und dessen Verteilung im Körper und Energiesystem begünstigen, sind die schlimmeren Folgen von Blockaden dennoch eher mit der Übung für bewegliche Gelenke zu beheben. Sobald man sexuelle Energie in die Gelenke befördert, werden sie beweglicher, durchlässiger und natürlich energetisiert.

In der Übung für bewegliche Gelenke werden Sie Ihre Gelenke mit sexueller Energie füllen, und diese Energie gelangt mit jedem Atemzug von selbst in Ihr Energiefeld. Auf diese Weise können Sie jedes Gelenk mit dem Rest des Körpers und den Organen des Energiesystems in Einklang bringen. Ein gesunder, starker Energiefluss durch Körper, Energiesystem und durch blockierte, unterversorgte Körperbereiche sorgt für ein ganz neues Wohlgefühl: Sie werden sich in Ihrem Körper wieder zu Hause fühlen, ihn mögen und viel besser in der Lage sein, sexuelle Energie aus allen Körperbereichen auszustrahlen und gegebenenfalls auch mit einem Partner auszutauschen.

Durch die gesunden und blockadefreien Bereiche unseres Körpers fließt unaufhörlich sexuelle Energie. Diese Energie nährt und versorgt den Körper. Ausreichend versorgt und gesättigt strahlt er förmlich vor Energie – besonders bei sexueller Ekstase – und dann funktionieren seine einzelnen Organe auch im Einklang miteinander.

Wenn ein Bereich aber blockiert ist und ohne oder mit zu wenig sexueller Energie auskommen muss und angespannt ist, ist auch das Vergnügen, das man erfährt, beeinträchtigt, gestört oder schlimmstenfalls gar nicht zugänglich. Dann sind Probleme beim Sex und im sexuellen Erleben unausweichlich.

Es ist sehr wichtig, bei einer entsprechenden Übung auch jene Körperbereiche zu füllen, die eine Energetisierung besonders brauchen. Dazu gehören alle Bereiche, die sich zum Beispiel taub anfühlen oder überempfindlich sind. Taubheitsgefühle und Überempfindlichkeit sind immer Anzeichen für einen mangelnden Energiefluss, der meist auf Blockaden, verinnerlichte einschränkende Glaubenssätze oder kulturelle Tabus zurückzuführen ist.

Der gestörte Energiefluss führt außerdem sehr oft dazu, dass der unterversorgte Körperbereich von seinem Besitzer abgelehnt wird. Die vorhandene Blockade oder die gestörte Energie verursacht, dass der jeweilige Körperbereich als hässlich empfunden oder im schlimmsten Fall sogar gehasst wird. Die Ablehnung aber verschlimmert das vorhandene Energieproblem dramatisch. Wir müssen uns klarmachen, dass das eigentliche Problem mit ungeliebten Körperbereichen immer energetischer Natur ist. Es ist eine Folge dieses Unwohlgefühls, dass man sie hässlich findet und ablehnt oder dass es einem missfällt, wenn sie ungewollte Aufmerksamkeit auf sich ziehen. Bei all diesen Problemen kann die Übung für bewegliche Gelenke helfen. Sie sorgt für Flexibilität und Ausgleich in allen unterversorgten und verspannten Bereichen.

Für die Meditation zentrieren Sie sich im ewig-gegenwärtigen Jetzt und bringen anschließend beim Ausatmen sexuelle Energie in die Gelenke. Wie bereits gesagt, gelangt sexuelle Energie mit jedem Atemzug von ganz allein in den Körper. Wenn Sie Ihre geistige Aufmerksamkeit mit diesem Wissen auf ein Gelenk richten und ausatmen, gelangt die Energie ganz von selbst in das Gelenk hinein. Auf diese Weise können Sie sich ganz systematisch ein Gelenk nach dem anderen vornehmen. Von den Gelenken aus fließt die Energie dann selbstständig weiter – auch und gerade in jene Bereiche, die es besonders nötig haben.

Setze dich für die Meditation gerade und mit geschlossenen Augen hin. Atme tief ein und aus und entspanne dich. Anschließend zählst du von fünf bis eins und dann noch mal von zehn bis eins rückwärts. Dann entspannst du mithilfe der Standard-Methode (siehe S. 58 f.).

Direkt im Anschluss bekräftigst du: *»Es ist meine Absicht, mich im ewig-gegenwärtigen Jetzt zu zentrieren.«*

Sobald du zentriert bist, richtest du deine Aufmerksamkeit zuerst auf den Wirbel, der deinen Hals mit dem Rücken verbindet. Dann atmest du tief durch die Nase ein, und wenn du wieder ausatmest, füllst du allein durch die Kombination von Ausatmung und Aufmerksamkeit diesen Nackenwirbel mit sexueller Energie. Wiederhole den Vorgang zwei bis drei Mal und vergegenwärtige dir dabei, alle nicht authentischen Verlangen oder Emotionen loszulassen, die den Energiefluss durch deinen Nacken, deine Kehle und deine Schultern blockieren – wie beispielsweise Neid oder Eifersucht.

Anschließend richtest du deine Aufmerksamkeit auf deine Schultern sowie auf die Knochen, Sehnen und Muskeln, die Schultern und Arme miteinander verbinden. Du solltest jedes Schultergelenk zwei Mal hintereinander »be-atmen«. Denk auch jetzt daran, alle nicht authentischen Verlangen und Emotionen loszulassen, die den freien Energiefluss in diesen Bereichen beeinträchtigen. Danach schüttelst du deine Schultern aus, damit auch der letzte Rest an Schwere aus ihnen herausfallen kann. Anschließend machst du dasselbe mit deinen beiden Ellbogen.

Als Nächstes nimmst du dir deinen Brustkorb vor – ein besonders wichtiger Bereich des Körpers! Auch in ihn atmest du zwei Mal aus und lässt dabei alle einschränkenden Überzeugungen los, die den freien Energiefluss in diesem Bereich behindern.

Danach gehst du zu Hüften und Bauch über. Lege eine Hand auf deinen unteren Bauch und die andere auf den unteren Rücken. Bewege deine Hüften. Spüre mit den Händen, wie sich dein gesamtes Becken samt Hüften bewegt und rotiert. Dann atmest du zwei Mal in deine Hüften und deinen Bauch und lässt auch dabei alles an Gedanken los, was den freien Energiefluss durch diesen Körperbereich verhindert.

Als Nächstes sind deine Knie dran. Versuche, sie auf verschiedene Art und Weise zu bewegen. Dann atmest du zwei Mal in dein linkes Knie und anschließend in dein rechtes Knie. Auch hier lässt du alle Überzeugungen und Verlangen los, die den Energiefluss durch deine Knie beeinträchtigen.

Genauso verfährst du dann im Anschluss mit deinen Knöcheln und Zehen und danach mit deinen Handgelenken und Fingern.

Zu guter Letzt ist die Wirbelsäule dran. Vollführe damit von unten nach oben schlangenartige Bewegungen. Dann atme sexuelle Energie beim Ausatmen in deine Wirbel. Fang dabei unten an und arbeite dich langsam nach oben vor. Diesen Durchgang wiederholst du zwei Mal und lässt dabei alle einschränkenden Ideen los, die den Fluss sexueller Energie durch deinen Rücken stören. Im Anschluss wirst du spüren können, wie die Energie vom unteren Ansatz deiner Wirbelsäule bis in den Kopf hineinfließt. Nimm dir zwei bis drei Minuten, um diesen Energiestrom voll und ganz zu genießen.

Sobald du alle Gelenke »be-atmet« hast, machst du den nächsten Schritt und bringst alle Körperteile miteinander in Einklang.

Richte dafür deine Aufmerksamkeit zuerst auf deine Zehen, Füße, Knöchel und Knie. Dann gehst du zu den Hüften über und immer weiter, bis du deinen ganzen Körper mit sexueller Energie gefüllt hast. Nimm dir einige Minuten, um diesen Zustand zu genießen. Dann zählst du von eins bis fünf und öffnest die Augen. Du wirst dich jetzt viel beweglicher und ausgeglichener fühlen. Mehr sexuelle Energie fließt nun durch deinen Körper – besonders durch jene Körperteile, die bisher unterversorgt waren –, sodass auch sie von nun an ohne ausgeschlossen zu sein an deiner sexuellen Ekstase teilhaben können.

Variante für Paare

Die Übung für mehr Beweglichkeit lässt sich auch zusammen mit einem Partner durchführen. Dabei atmet man dann die sexuelle Energie nicht in die eigenen, sondern in die Gelenke des Partners.

Der Partner sollte sich dafür flach auf den Rücken legen, während man sich neben ihn oder sie setzt. Der Partner wendet nun die Yoga-Atmung an, während man selbst langsam von fünf bis eins und dann von zehn bis eins rückwärts zählt. Im Anschluss wird die Standard-Methode (S. 58 f.) durchlaufen, um die Körpermuskulatur zu lockern.

Sobald die Muskulatur gelockert ist, sagst du den Satz: *»Es ist meine Absicht, mich im ewig-gegenwärtigen Jetzt zu zentrieren.«* Sobald du zentriert bist, fokussierst du dich auf den Wirbel, der den Nacken deines Partners mit seinem Rücken verbindet. Atme durch die Nase ein, und beim Ausatmen füllst du seinen oder ihren Wirbel mit sexueller Energie. Wiederhole diesen Durchgang zwei Mal. Dann richtest du deine mentale Aufmerksamkeit auf die rechte Schulter deines Partners und auf die Sehnen, Knochen und Muskeln, die Schulter und Arm miteinander verbinden. Wieder atmest du durch die Nase ein und füllst beim Ausatmen den gesamten Schulterbereich deines Partners mit sexueller Energie. Danach gehst du zur linken Schulter und dann zum rechten und linken Ellenbogen über. Anschließend ist der Brustkorb an der Reihe, dann die Hüften, die Knie, die Knöchel, Zehen, Handgelenke und die Finger.

Nun sollte sich dein Partner umdrehen, und du atmest in seine Wirbelsäule. Wiederhole das »Be-atmen« bei jedem Wirbel zwei Mal. Dein Partner wird schließlich einen starken Fluss sexueller Energie durch seinen gesamten Körper spüren. Hast du deine Atemarbeit beendet, lass ihm oder ihr zwei bis drei Minuten Zeit, um den Energiefluss zu genießen. Die Energie wird nicht nur durch die Gelenke, sondern auch durch vernachlässigte Körperbereiche strömen. Zum Schluss zählst du von eins bis fünf und lässt ihn oder sie die Augen öffnen. Dein Partner sollte sich jetzt viel beweglicher und ausgeglichener fühlen, denn sein oder ihr Körper wird nun vollständig von sexueller Energie durchströmt.

Das Ja-Mudra

Da Sie jetzt wissen, wie man einschränkende Glaubenssätze überwindet, sich im ewig-gegenwärtigen Jetzt zentriert und wie der Energiefluss durch vernachlässigte Körperbereiche wieder in Gang kommt, wird es Zeit, »ja« zu sagen zu sexueller Energie. Dieses »Ja« stärkt den Entschluss und die Absicht, sexuelle Ekstase zu erfahren. Auch positive Affirmationen sind ein mächtiges Werkzeug, aber es gibt noch einen kraftvolleren Weg, »ja« zu sagen – und das ist ein Mudra, das die Kräfte des eigenen Energiefeldes und des physischen Körpers miteinander vereint. Mit dem Ja-Mudra sagen Sie »ja« zum Fluss sexueller Energie, der durch Ihren Körper und durch Ihr Energiefeld strömt. Das Ja-Mudra bricht jeden letzten Rest von (karmischem) Widerstand, der sich der lebensbejahenden Energie, die jetzt durch Sie hindurchfließt, entgegenstellen könnte.

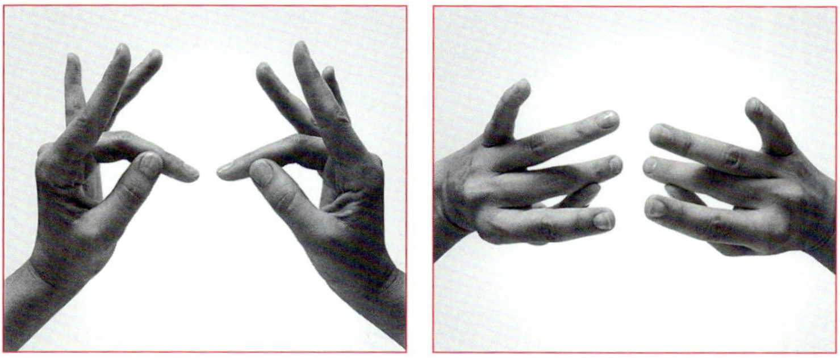

Abb. 8: Das Ja-Mudra

Um das Ja-Mudra auszuführen, setzt du dich bequem und mit geradem Rücken hin und schließt deine Augen. Sobald du entspannt bist, sagst du einige Male laut »ja«. Dann legst du deine Fußsohlen aneinander und berührst anschließend mit deiner Zungenspitze den Punkt, wo die oberen Vorderzähne in den Gaumen übergehen. Lass deine Zunge dort und deine Fußsohlen aneinander und öffne die Augen. Jetzt legst du die Kuppen beider Daumen an das erste Gelenk der beiden Zeigefinger (siehe Abb. 8). Schließe nun deine Augen wieder und entspanne dich in dieser Position zehn Minuten lang, während du die Veränderungen genießt, die dir körperlich, emotional und geistig widerfahren.

Nach zehn Minuten löst du das Mudra und zählst von eins bis fünf. Bei fünf öffnest du die Augen. Du wirst ganz wach sein, sehr entspannt und dich besser fühlen als zuvor.

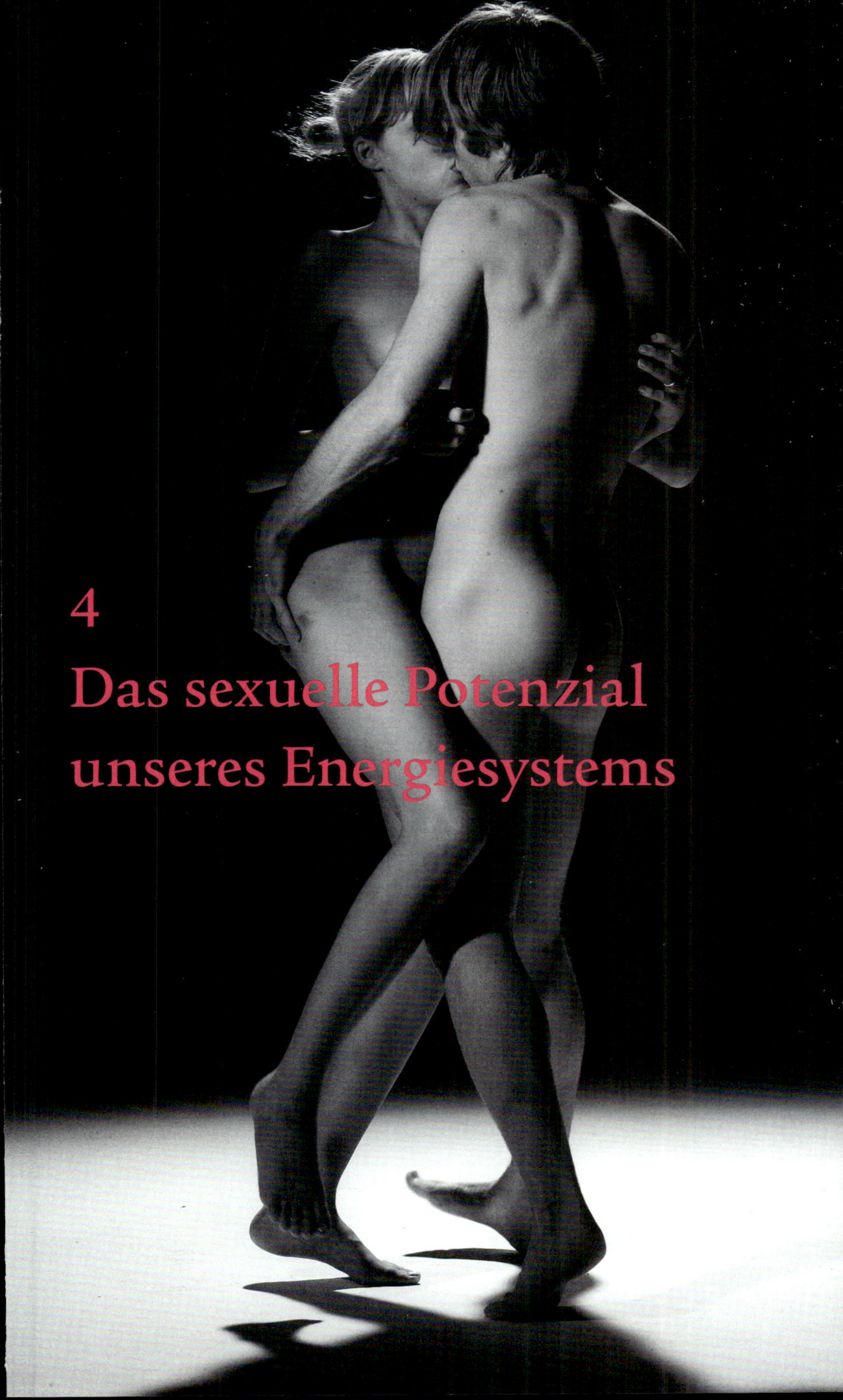

4
Das sexuelle Potenzial unseres Energiesystems

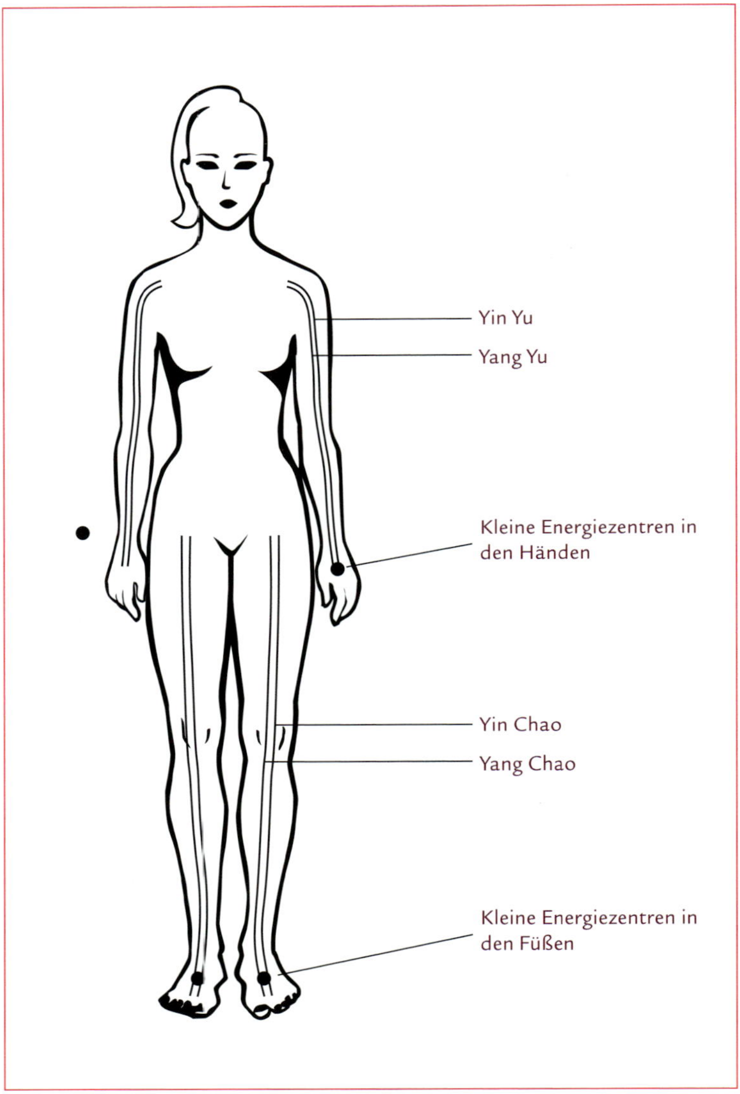

Abb. 9: Die kleinen Energiezentren in den Händen und Füßen, der *Yin-Yu-*, der *Yang-Yu-*, der *Yin-Chao-* und der *Yang-Chao*-Meridian

Sobald es Ihnen gelingt, sexuelle Energie mithilfe des Ja-Mudras voll und ganz anzunehmen, können Sie dazu übergehen, direkt mit Ihrem Energiesystem zu arbeiten. Das menschliche Energiesystem ist Teil einer riesigen, interdimensionalen Maschine, die den physischen Körper durchdringt und ihn mit lebensbejahender, universeller Energie nährt und versorgt.

Zum Energiefeld gehören unser Energiesystem und unsere Energiekörper. Letztere sind nicht-physisch und funktionieren im nicht-physischen Universum genauso wie der physische Körper im physischen Universum. Durch sie kann man in seinem Energiefeld gegenwärtig sein, sich ausdrücken und auf allen Dimensionen gleichzeitig in eine Beziehung einbringen.

Wenn das Energiesystem gesund ist, arbeiten alle nicht-physischen Organe zusammen und funktionieren im Einklang mit dem physischen Körper. Das garantiert einen gesunden und starken Fluss sexueller Energie durch das gesamte System. Wenn man sexuelle Ekstase erfahren möchte, liefert das Energiesystem dafür den nötigen »Treibstoff«. Außerdem sorgt es dafür, dass die vorhandene Energie in genau das Spektrum umgewandelt wird, das nötig ist, um mit einem Partner Vergnügen, Liebe, Intimität und Freude zu erleben.

Zu den Organen des Energiesystems gehören die Chakren, die Auren und Meridiane und die kleinen Energiezentren in den Händen und Füßen (siehe Abb. 1, S. 21 und Abb. 9).

Chakren, Meridiane, aurische Felder und die kleinen Energiezentren

Chakren sind Energiezentren und Wirbel, welche die sexuelle Energie direkt aus dem Universellen Bewusstsein in unser Energiefeld einbringen. Sie stellen allerdings nicht nur Tore für sexuelle Energie dar – sie wandeln diese Energie auch in genau die Frequenz um, die von den physischen und nicht-physischen Körpern gebraucht wird, damit sie alle im Einklang miteinander funktionieren können.

Der Begriff *Chakra* stammt aus dem Sanskrit und bedeutet »Rad«. Wenn man ein Chakra mit geistigem Auge betrachtet, erkennt man eine sich schnell drehende Scheibe, die sich am Ende von einer Art Stiel befindet (siehe Abb. 10). Das Rad hat einen Durchmesser von ungefähr acht Zentimetern und dreht sich um eine zentrale Achse. Durch die Drehung erzeugt jedes Chakra ein zartes Licht. Je mehr sexuelle Energie in unser System einfließen kann, desto leuchtender wird auch diese Farbe und desto schneller dreht sich die Scheibe.

Die *Meridiane* komplettieren die Funktion der Chakren. In Kapitel 3 habe ich bereits erwähnt, dass es sich bei den Meridianen um Ströme für sexuelle Energie handelt. Sie verbinden die Chakren untereinander und das Energiesystem mit unseren physischen und nicht-physischen Körpern. In gewisser Weise sind Meridiane die nicht-physische Entsprechung unserer Arterien und Venen. Allerdings können sie in der Lage sich ausdehnen, wenn der Fluss an sexueller Energie zunimmt. Sie befördern Energie in unsere physischen und nicht-physischen Körper, und diese Versorgung ist für sexuelle Ekstase unabdingbar. Außerdem liefern die Meridiane sexuelle Energie an die Nerven unseres physischen Körpers, was Körper und Energiesystem und ihre Funktionen aufeinander abstimmt.

Wenn das eigene Energiesystem gut funktioniert und alle Körper energetisch gesättigt sind, leiten die Meridiane die überschüssige Energie in unsere aurischen Felder weiter.

Aurische Felder sind Reservoire für sexuelle Energie, und erst wenn auch sie gesättigt sind, können sie ihre Funktionen optimal erfüllen. Unsere Energiekörper sind auf jeder Dimension

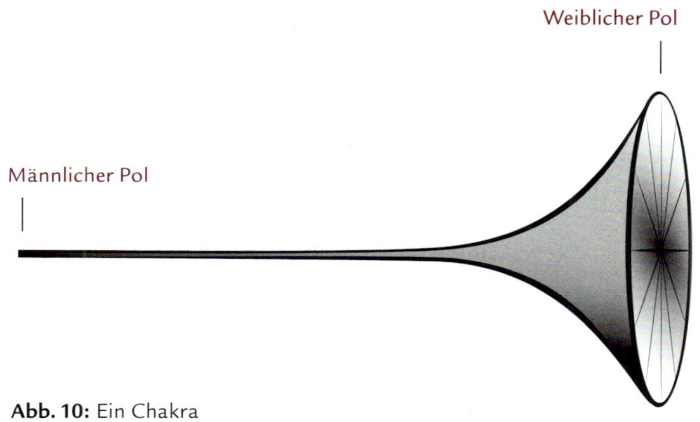

Abb. 10: Ein Chakra

von aurischen Feldern umgeben. Diese Felder bilden nicht nur Vorratslager für sexuelle Energie, sondern auch eine Abgrenzung, die den persönlichen Raum von der Umgebung trennt (siehe Abb. 1, S. 21). Jedes aurische Feld besteht aus einem inneren Hohlraum, der mit sexueller Energie gefüllt ist, und aus einer dünnen Oberflächengrenze, die diesen Hohlraum umgibt und für die charakteristische Eiform verantwortlich ist. Um gesund zu funktionieren, müssen die aurischen Felder in allen Dimensionen des Geistes, des Verstandes, der Seele und des Körpers stark, fest und mit sexueller Energie gefüllt sein, und sie dürfen nicht zu viel dichte Energie mit individuellen Eigenschaften in sich tragen.

Vom Körper ausgehend kann sich jedes aurische Feld von fünf Zentimetern bis hin zu acht Metern (!) in alle Richtungen ausdehnen. Aurische Felder sind in sich flexibel; das heißt, je mehr sexuelle Energie in unser System einfließt, desto größer werden die Auren und desto stärker auch ihre Grenzen. Wenn Menschen weit ausgedehnte aurische Felder besitzen – reich mit sexueller Energie gefüllt und mit starken Grenzen –, geht von ihnen eine Art kindliches Leuchten aus, das nahestehende Menschen ganz wunderbar berührt und ein starkes Gefühl von Zuneigung hervorruft.

Unsere *kleinen Energiezentren* vervollständigen die Funktionen der Chakren, Auren und Meridiane und befinden sich überall in unserem Energiesystem. Sie stellen keine Tore wie die Chakren dar, sondern vielmehr Schnittpunkte der wichtigen Meridiane im Körper. Die vier wichtigsten unter ihnen bilden die kleinen Energiezentren in beiden Handflächen und in den Fußsohlen. Ihre Funktionen sind nicht nur für das Erleben sexueller Ekstase wichtig – sie helfen auch dabei, die Funktionen des authentischen Verstandes durch Wille, Verlangen, Kreativität und Liebe in der Welt zu manifestieren. Die kleinen Energiezentren in den Füßen ermöglichen uns, Fortschritte zu machen und in der Welt voranzukommen – dazu gehören beispielsweise Beruf(ung), Liebesleben und Beziehungen. Und natürlich sind alle vier daran beteiligt, wenn man sexuelle Energie austauschen und ausdrücken möchte.

Mehr über die Chakren

Obwohl alle energetischen Organe sehr bedeutend sind, sind die Chakren besonders wichtig, denn nur sie bringen Energie direkt aus dem Universellen Bewusstsein in das menschliche Energiesystem ein. Außerdem ist ihre Fähigkeit, Energie in genau die Frequenzen umzuwandeln, die von unseren Energiekörpern, Auren und unseren physischen Körpern gebraucht werden, einzigartig. In diesem Kapitel werden wir uns hauptsächlich mit dem sexuellen Potenzial der Chakren und der kleinen Energiezentren beschäftigen und uns anschauen, wie sie zusammenarbeiten. Das sexuelle Potenzial unserer Chakren beruht auf ihrer Fähigkeit, sexuelle Energie auszustrahlen, und auf der Tatsache, dass sie Vergnügen, Liebe, Intimität und Freude manifestieren können. Beides lässt sich entweder allein genießen oder mit einem Partner teilen.

Insgesamt besitzt jeder Mensch 146 Chakren. Dreizehn davon befinden sich innerhalb des Körpers: die sieben traditionellen Chakren, die in der Wirbelsäule bzw. im Kopf ihren Ursprung haben und sich bis in die Vorderseite des Körpers erstrecken, zwei ätherische Chakren, zwei physische Chakren und zwei physisch-materielle Chakren (siehe Abb. 3, S. 46).

Aber was ist der Unterschied zwischen physischen und physisch-materiellen Chakren? Nun, die beiden physischen Chakren versorgen unsere beiden physischen Körper – denn auch sie sind Energiekörper. Die physisch-materiellen Chakren versorgen unsere ebenfalls zweimal vorhandenen physisch-materiellen Körper. Ich denke, dass kaum jemandem bewusst ist, dass Menschen zwei Körper aus Fleisch und Blut besitzen. Das liegt daran, dass diese Körper so kongruent sind, dass man sie mit ungeübtem Auge nur als einen Körper wahrnehmen kann. Auf jeden Fall aber brauchen beide physisch-materiellen Körper ein eigenes Chakra, um versorgt zu sein, und deshalb gibt es auch zwei physisch-materielle Chakren. 70 weitere Chakren befinden sich unterhalb des Körpers und 63 Chakren darüber.

Im Folgenden erfahren Sie, wie Sie das sexuelle Potenzial Ihrer Chakren erhöhen können. Zuerst werden Sie dafür Ihr viertes Chakra – das Herz-Chakra – aktivieren. Im Sanskrit heißt es *Anahata*, was »unschlagbar« bedeutet. Es entspringt dem achten Rückenwirbel und verläuft bis nach vorne zum Brustbein (siehe Abb. 1 und 6, S. 21, 63).

Das Herz-Chakra hat – außer den Funktionen, die auch alle anderen Chakren besitzen – ganz besondere Bedeutung, wenn es um Liebe, Sex und sexuelle Beziehungen geht. Das macht das vierte Chakra zum wichtigsten in unserem Energiesystem.

Sobald man es aktiviert, intensiviert man sowohl seine allgemeinen als auch seine individuellen Funktionen: Eine der wichtigsten ist, dass es die eigenen Rechte bewahrt.

In der Dimension des Geistes bewahrt das Herz-Chakra das Recht, spirituell aktiv zu sein und seine spirituellen Erfahrungen – sofern es angemessen ist – mitzuteilen und auszutauschen. Kein Mensch mit anderer Gesinnung, kulturelle Institutionen oder eigene einschränkende Glaubenssätze können einem dieses Recht streitig machen.

In der Welt des Intellekts (des begrenzten Verstandes) steht das Herz-Chakra für das Recht, seiner eigenen Intuition, seinen Einsichten zu trauen und seinen Intellekt frei zu nutzen – ganz gleich, wie sich diese Funktionen manifestieren wollen – verbal, schriftlich oder auf künstlerische Art und Weise.

In der Welt der Seele bewahrt das Herz-Chakra unser Recht, Gefühle und Wünsche wahrzunehmen, auszudrücken oder auch zurückzunehmen, wenn es die Umstände erfordern. Sie haben ein unerschütterliches Recht, authentische Verlangen zu manifestieren und Emotionen wie Angst, Wut, Schmerz und Freude spontan auszudrücken. Keine äußere Autorität hat das Recht, dafür zu sorgen, dass Sie sich deshalb schämen oder schuldig fühlen müssten.

In der ätherischen Welt – der Welt der Gefühle – bewahrt unser Herz-Chakra das Recht, sich selbst auf kreative Art und Weise auszudrücken und seinen inneren Gefühlen Gestalt zu verleihen. Dazu gehört auch das Recht, sich in angemessenem Rahmen sexuell auszudrücken, denn nur so lassen sich authentische Gefühle mit einem Partner teilen.

In der physischen Welt bewahrt das Herz-Chakra das Recht, zu tun, was angemessen ist und das eigene Erleben von Vergnügen, Liebe, Intimität und Freude verstärkt. Es bewahrt das Recht, man selbst zu sein und sich auszudrücken, so wie man ist – in allen Aspekten des Lebens, auch den sexuellen.

Das Aktivieren des Herz-Chakras

Um das sexuelle Potenzial der eigenen Chakren zu erhöhen, sollte man zuerst sein Herz-Chakra aktivieren.

Setze dich dafür bequem und mit geradem Rücken hin. Schließe deine Augen und beginne mit der Yoga-Atmung (siehe S. 70 f.). Nach zwei bis drei Minuten zählst du von fünf bis eins und dann von zehn bis eins rückwärts. Anschließend entspannst du mit der Standard-Methode (S. 58 f.) deine Körpermuskulatur. Nun bekräftigst du: *»Es ist meine Absicht, mein Herz-Chakra zu aktivieren.«* Sobald es aktiviert ist, wirst du spüren, dass es zu leuchten beginnt oder vibriert. Oft spürt man auch eine gewisse Leichtigkeit und ein stärkeres Wohlbefinden. Du kannst diese Erfahrung noch steigern, indem du sagst: *»Es ist meine Absicht, meine Wahrnehmungsorgane nach innen auf die Ebene meines Herz-Chakras zu richten.«* Dadurch wirst du innerlich sehen, hören, riechen, schmecken, fühlen und auch unterscheiden können.

Wenn du deine Wahrnehmungsorgane nach innen richtest – in diesem Fall auf die Ebene deines Herz-Chakras –, ändert sich dein Ausgangspunkt, deine Orientierung, und du wirst die Welt von einem neuen Bezugspunkt aus erfahren – nämlich von deinem Energiesystem. Auch das stärkt deinen Energiefluss und macht es viel leichter, auf den physischen und nicht-physischen Dimensionen mit anderen Menschen Kontakt aufzunehmen, da wir auf allen diesen Dimensionen existieren.

Während du den verstärkten Energiefluss in deinem System genießt, solltest du dich auf keinen Fall von auftauchenden Gedanken oder Gefühlen ablenken lassen. Sowie du dich nämlich auf sie einlässt, wirst du aus deinem neuen und authentischen Zustand »herausfallen« und in deinen normalen Bewusstseinszustand zurückgleiten. Dann sind die besonderen Wahrnehmungen, die ein aktiviertes Herz-Chakra mit sich bringt, gleich wieder vorüber.

Nimm dir 15 Minuten, um die Meditation zu genießen. Anschließend zählst du von eins bis fünf und öffnest die Augen. Du wirst dich hellwach fühlen, vollkommen entspannt und viel wohler als zuvor.

Die sieben traditionellen Chakren und wie man sie aktiviert

Von den 13 Chakren in unserem Körper werden wir uns die sieben traditionellen nun etwas genauer ansehen (siehe Abb. 3, S. 46). Yoga und Tantra lehren, dass die sieben traditionellen Chakren das menschliche Leben auf all jenen Dimensionen regulieren, die mit Emotionen, begrenztem menschlichem Bewusstsein und körperlichem Wohlbefinden zu tun haben. Um voll funktionsfähig zu sein und um sexuelle Ekstase realisieren zu können, müssen diese Chakren gesund und aktiv sein.

Wurzel-Chakra: Das erste traditionelle Chakra nennt sich *Muladhara*. Im Sanskrit bedeutet *mula* »Wurzel« und *adhara* »unterstützen«. Das *Muladhara*-Chakra entspringt der Basis der Wirbelsäule im männlichen Hauptmeridian, dem *Gouverneur*. Dieser Meridian beginnt am Damm und läuft durch die Wirbelsäule hinauf bis zu einem Punkt am oberen Gaumen. Das Chakra verläuft gekrümmt in einem Halbkreis und endet auf halber Höhe zwischen den Schenkeln (siehe auch Abb. 1, S. 21). Es bildet eine Brücke zwischen den Chakren im Körperraum und jenen darunter. Nur wenn es aktiv ist, kann man auf den unteren Dimensionen, die den unteren Chakren entsprechen, bewusst funktionieren.

Wenn das erste Chakra gesund ist, fühlt man sich sicher und wohl in der Welt und in seinem Körper. Dann ist man in der Lage, spontan Vergnügen zu empfinden und hat nicht ständig das Gefühl, seine Existenz rechtfertigen zu müssen oder auf die Hilfe anderer angewiesen zu sein.

Sakral-Chakra: Das zweite Chakra heißt *Svadhistana* und entspringt ebenfalls dem *Gouverneur* zirka neun Zentimeter über dem ersten Chakra und streckt sich bis zur Körpervorderseite an eine Stelle aus, die ungefähr sechs Zentimeter unter dem Nabel liegt (siehe Abb. 3, S. 46). Im Sanskrit bedeutet *svad* »das, was sich selbst gehört« und *dhistana* »sein eigentlicher Ort«. Das zweite Chakra reguliert die sexuellen Funktionen und die eigene geschlechtliche Identität, aber auch Kreativität und Lebendigkeit. Wenn es aktiv ist, kann man ohne Probleme und spontan Vergnügen erfahren und in einer sexuellen Beziehung problemlos ausleben.

Nabel-Chakra: Auch das dritte Chakra, *Manipura,* entspringt dem *Gouverneur* und endet auf der Körpervorderseite im *Konzeptual*-Meridian direkt hinter dem Solarplexus. *Manipura* bedeutet im Sanskrit »Stadt der Kostbarkeiten«. Das *Manipura*-Chakra regelt die Beziehung zu Menschen, Orten und Dingen. Geborgenheit, Vertrauen, Zufriedenheit, die Fähigkeit, auch unter Stress die Nerven zu behalten, aber auch Status, Wohlstand und Befriedigung werden vom dritten Chakra reguliert. Wenn es gesund funktioniert, ist man zufrieden und verspürt keinen Drang, seine persönliche Integrität aufgeben zu müssen, um eine intime Beziehung erleben zu können. Dann basieren Beziehungen anstatt auf Abhängigkeit, Bedürftigkeit, Kontrolle oder Manipulation vielmehr auf gegenseitigem Vertrauen und auf der Fähigkeit, universelle Eigenschaften miteinander zu teilen.

Herz-Chakra: *Anahata,* das vierte Chakra, taucht wie bereits erwähnt in Höhe des achten Wirbels aus dem *Gouverneur* auf und läuft in Höhe des Brustbeins nach vorn in den *Konzeptual*-Meridian. Das Herz-Chakra unterstützt (körperliche) Liebe und bewahrt die eigenen Rechte, selbst wenn der eigene individuelle Verstand und das Ego oder eine äußere Autorität etwas anderes an ihre Stelle setzen wollen. Dazu gehört das Recht auf Vergnügen, Liebe, Intimität und Freude ohne Angst, Scham oder Schuld; das Recht, authentische Emotionen auszudrücken und dadurch aufzulösen; das Recht, authentische Verlangen zu erfahren und zu befriedigen und natürlich auch das Recht auf sexuelle Ekstase und eine transzendente Beziehung.

Kehlkopf-Chakra: *Visuddha* ist das fünfte Chakra und entspringt dem *Gouverneur* in Höhe des dritten Nackenwirbels direkt unter dem *Medulla Oblangata* – der Basis des Gehirns. Von dort läuft es direkt in der Mitte der Kehle unter dem Adamsapfel nach vorn in den *Konzeptual*-Meridian. *Visuddha* bedeutet im Sanskrit »rein«. Das fünfte Chakra wandelt sexuelle Energie in Freude um und regelt unseren Selbstausdruck durch Worte und durch authentische Gefühle und Emotionen. Wenn es gesund funktioniert, kann man ohne Schwierigkeiten im ewiggegenwärtigen Jetzt zentriert bleiben und sich aufrichtig und authentisch ausdrücken.

Stirn-Chakra: Der Name des sechsten Chakras ist *Ajna*. Es entspringt dem *Gouverneur* direkt an der weichen Stelle des Gaumens, läuft schräg aufwärts durch den Kopf bis an eine Stelle im *Konzeptual*-Meridian genau zwischen den Augen. Das Sanskrit-Wort *Ajna* bedeutet »Befehl«. Zu den wichtigsten Funktionen des sechsten Chakras gehören Wille und Absicht, Vorstellungskraft, her- und ableitendes Denken, Intuition und übersinnliche Wahrnehmung. Zu Letzterem gehört auch die Fähigkeit, feinstoffliche Energiefelder wahrzunehmen. Wenn das sechste Chakra gesund funktioniert, erinnert man sich an

Ereignisse und Geschehnisse anhand des energetischen Austauschs, der stattgefunden hat. Für Erwachsene können solche Erinnerungen die oft nötige Verbindung zur Kindheit liefern und so dabei helfen, den Grund für eigene Ängste, Blockaden und Verhaltensmuster zu entlarven.

Kronen-Chakra: *Sahasrara* ist das siebte Chakra und entspringt dem *Gouverneur*-Meridian drei Zentimeter über dem sechsten Chakra. Von dort läuft es bis zur Spitze des Kopfes. *Sahasrara* bedeutet im Sanskrit »tausendblättriger Lotus«. Das siebte Chakra dient als Brücke zwischen den Chakren im Körper und denen oberhalb des Körpers. Nur mit aktiviertem siebten Chakra kann man sich der höheren Dimensionen und der Tatsache, dass man auch in ihnen existiert, bewusst werden. Und nur, wenn man auf allen Ebenen bewusst funktioniert, kann man sexuelle Ekstase in vollem Umfang erfahren. Wenn das siebte Chakra aktiv ist, hat man das befriedigende Gefühl, ein Ganzes zu sein. Dazu gehört auch die Erkenntnis, dass einschränkende Glaubenssätze, Tabus und Anhaftungen überwunden werden müssen, weil sie uns Grenzen auferlegen und weil es inakzeptabel ist, unter ihrem Reglement zu resignieren und sich beschneiden zu lassen.

Jedes unserer sieben traditionellen Chakren besitzt sexuelles Potenzial und beeinflusst sowohl Reichtum als auch Tiefe unserer sexuellen Erfahrungen. Sie wissen bereits, dass Sie Ihr Herz-Chakra mit sexueller Energie aufladen können, wenn Sie es aktivieren. Jetzt können Sie noch einen Schritt weitergehen und mit derselben Methode alle Chakren zusammen aktivieren. Dadurch wird sich nicht nur Ihr sexuelles Potenzial erhöhen – Ihre Emotionen, Gefühle und Empfindungen werden ebenfalls deutlicher und klarer werden, und Sie werden sie unverfälscht mit einem Partner teilen und genießen können.

Setze dich für die Meditation gerade und bequem hin. Dann schließe die Augen und beginne mit der Yoga-Atmung (siehe S. 70 f.). Nach zwei bis drei Minuten zählst du von fünf bis eins und dann von zehn bis eins rückwärts. Um die Körpermuskulatur zu entspannen, wendest du wieder die Standard-Methode an (S. 58 f.). Anschließend bekräftigst du: *»Es ist meine Absicht, mein erstes Chakra zu aktivieren.«* Auf dieselbe Weise aktivierst du anschließend deine anderen sechs Chakren – eines nach dem anderen. Sobald alle sieben Chakren aktiviert sind, sagst du: *»Es ist meine Absicht, meine Wahrnehmungsorgane auf den Ebenen meines ersten bis siebten Chakras nach innen zu richten.«*

Nimm dir ungefähr 15 Minuten, um die Veränderungen zu erfahren. Anschließend zählst du von eins bis fünf. Bei fünf öffnest du die Augen. Du wirst dich hellwach fühlen, vollkommen entspannt und besser als zuvor.

5
Das sexuelle Potenzial der Chakren verstärken

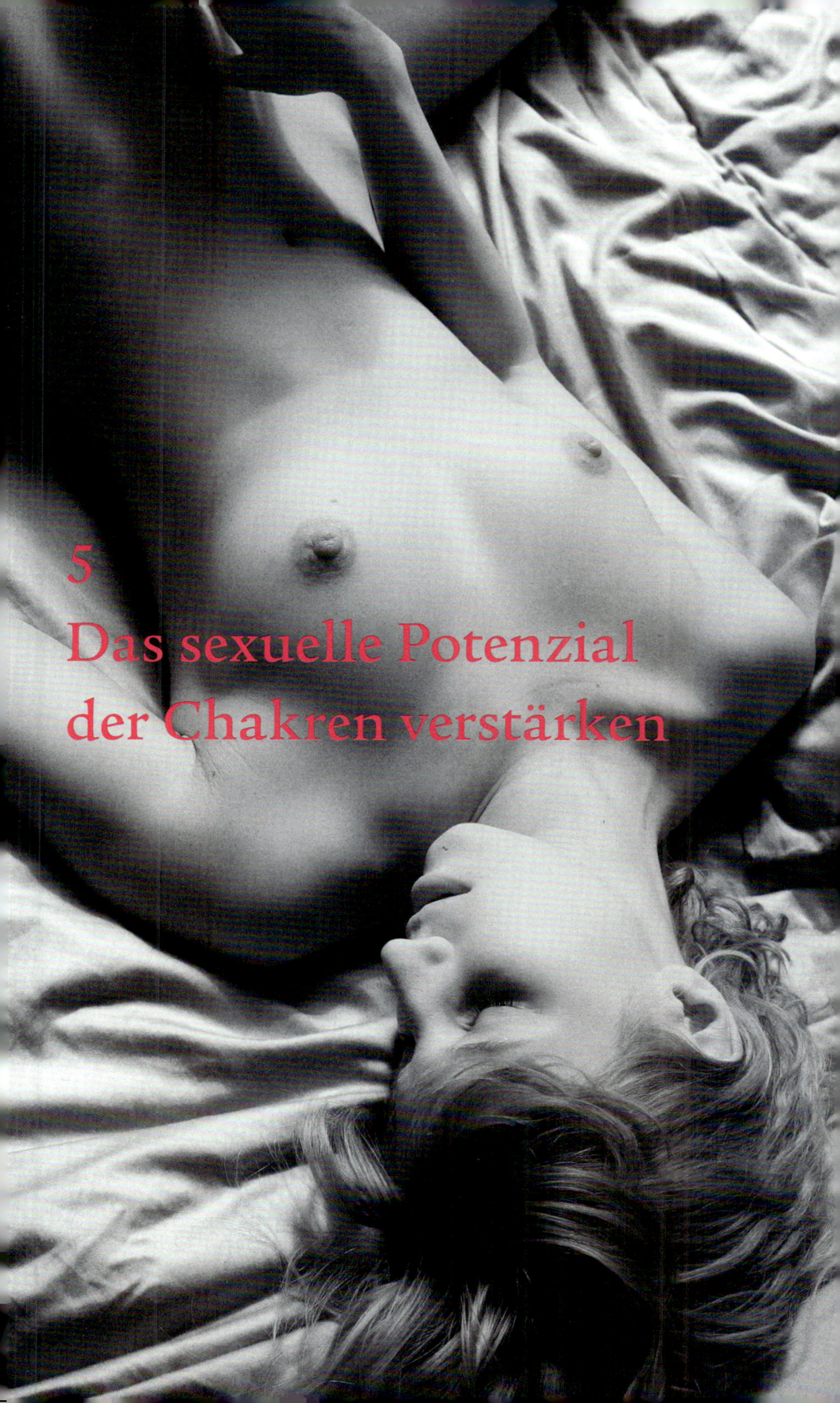

Nun, da Sie wissen, wie Sie das sexuelle Potenzial Ihrer sieben traditionellen Chakren erhöhen, können Sie darauf aufbauen und werden zunächst das Chakra-Boosting und dann die Chakra-Reinigung kennenlernen und anwenden. Beim Chakra-Boosting wird die Vorderseite der sieben traditionellen Chakren im Körper aktiviert. Das stärkt den Fluss sexueller Energie durch den *Konzeptual*-Meridian und macht offener und empfänglicher für Vergnügen und körperliche Liebe. Durch die Chakra-Reinigung stärkt man den Fluss sexueller Energie im Energiefeld des Partners.

Am Ende dieses Kapitels stelle ich Ihnen noch die Meditation für das zweite, vierte und sechste Chakra vor. Sie bringt den eigenen Willen (mitsamt Absicht), Liebe und Lust miteinander in Einklang. Im Anschluss daran beschreibe ich eine Variante für Paare – die Meditation für sexuelles Vergnügen –, mit der man Energie aus dem zweiten, vierten und sechsten Chakra aufeinander abstrahlen kann. So wird der gegenseitige energetische Austausch mit viel mehr Erregung und gegenseitiger Anziehung angereichert.

Das Chakra-Boosting

In dieser Meditation liegt alle Aufmerksamkeit auf dem weiblichen Ende der Chakren. Jedes Chakra besitzt zwei Pole – es ist auf der Vorderseite weiblich, auf der Rückseite männlich. Wird die Vorderseite eines Chakras aktiviert, stärkt man damit dessen weibliche Polarität. So wird man empfänglicher für sexuelle Energie und kann sie offener mit einem Partner teilen.

Das kleine Energiezentrum in der Hand kann uns dabei große Dienste leisten: Nehmen Sie Ihre positive Hand (bei Rechtshändern die rechte, bei Linkshändern die linke) und nutzen Sie die Fähigkeit Ihres kleinen Energiezentrums, sexuelle Energie abzustrahlen, indem Sie Ihre Hand innerhalb Ihres aurischen Feldes vor das weibliche Ende eines Chakras legen und es auf diese Weise aktivieren. Das funktioniert am besten, wenn Sie einen Abstand von ungefähr zehn Zentimetern zur Körperoberfläche einhalten.

Beginnen Sie mit dem siebten Chakra auf Ihrem Kopf (siehe Abb. 3, S. 46), und arbeiten Sie sich langsam über alle traditionellen Chakren bis zu Ihrem ersten Chakra hinab.

Wird die eigene Hand vor dem weiblichen Ende eines Chakras positioniert, ist spürbar, wie es aktiv wird und zu vibrieren beginnt. Diese Vibration setzt sich in der Regel sogar dann fort, wenn man seine Hand bereits wieder weggenommen hat.

Durch die Aktivierung wird jedes Chakra bestimmte Empfindungen hervorbringen. Das aktivierte erste Chakra lässt ein Gefühl von Sicherheit entstehen; und für das dritte Chakra ist ein Gefühl der Zufriedenheit oder des Wohlbefindens typisch.

Um jedem Chakra die entsprechenden Empfindungen und Emotionen zuzuordnen, hilft die folgende Auflistung:

› Zum ersten Chakra, an der Basis der Wirbelsäule, gehören Gefühle der Sicherheit und des Selbstvertrauens, das Körpergefühl, eine Verbundenheit mit der Erde und der ihr entspringenden Lebenskraft.
› Das zweite Chakra – vier Finger breit unter dem Nabel – sorgt für Gefühle der Lebendigkeit, für Kreativität, sexuelle Freude, geschlechtliche Identität und die Macht *Shaktis* – der göttlich-weiblichen Energie.
› Das dritte Chakra – in Höhe des Solarplexus (etwas über dem Nabel) – bringt Gefühle der Geborgenheit, des Vertrauens, Wohlbefinden, Befriedigung, Einfühlungsvermögen und Intimität hervor.
› Das vierte Chakra in der Mitte des Brustbeins sorgt dafür, dass man sich seiner selbst bewusst wird und ein sicheres

Gespür für seine eigenen Rechte hat – auch das Recht, authentische Emotionen zu spüren, auszudrücken und dadurch zu lösen, und natürlich das Recht auf Liebe, sexuelle Ekstase und eine transzendente Beziehung.

- Das fünfte Chakra – direkt unter dem Adamsapfel – liefert das sichere Gefühl, seine Integrität aufrechterhalten, sich selbst ausdrücken zu können und bedingungslose Freude zu erfahren.
- Das sechste Chakra zwischen den Augenbrauen beschert uns menschliches Bewusstsein, einen starken persönlichen Willen, Erinnerungsvermögen, Intuition, rationales Denken und Vernunft.
- Das siebte Chakra auf dem Kopf sorgt für ein sicheres Gespür hinsichtlich transzendentes Bewusstsein und Beziehungen.

Um mit dem Chakra-Boosting zu beginnen, setze dich bequem und gerade hin. Schließe deine Augen und wende die Yoga-Atmung an (S. 70 f.). Nach zwei bis drei Minuten zählst du von fünf bis eins und dann von zehn bis eins rückwärts. Danach entspannst du deinen Körper mit der Standard-Methode (S. 58 f.). Anschließend bekräftigst du: *»Es ist meine Absicht, mich im ewig-gegenwärtigen Jetzt zu zentrieren.«*

Sowie du zentriert bist, öffnest du deine Augen, aber fokussierst sie auf nichts. Dann kreist du mit deiner positiven Hand (bei Rechtshändern rechts, bei Linkshändern links) im Uhrzeigersinn und in ungefähr zehn Zentimetern Abstand über deinem siebten Chakra, bis es zu vibrieren beginnt. Anschließend gehst du zum sechsten Chakra über und wiederholst den Prozess. Die uhrzeigerförmigen Bewegungen müssen über allen sieben Chakren gemacht werden, bis alle aktiviert sind. Dann schließe deine Augen und genieße die Auswirkung ungefähr zehn Minuten lang. Danach zählst du von eins bis fünf und öffnest die Augen. Du wirst dich hellwach fühlen, vollkommen entspannt und in all deinen sieben Chakren dieses Leuchten wahrnehmen, das dir zeigt, dass ihr sexuelles Potenzial zugenommen hat.

Falls es bei einem Chakra Schwierigkeiten gibt und es nach ein bis zwei Minuten nicht aktiv geworden ist, gehen Sie einfach zum nächsten Chakra über und versuchen es beim nächsten Mal erneut. Manchmal ist ein Chakra durch so viel karmischen Ballast (individuelle Energie) blockiert, dass mehrere Anläufe nötig sind, bis es wirklich aktiv geworden ist.

Chakra-Reinigung – für Paare

Sobald das Chakra-Boosting sicher beherrscht wird, kann man zur *Chakra-Reinigung* übergehen. Diese Übung wird die weibliche Polarität der Chakren des Partners stärken. Sie oder er wird dadurch deutlich stärkere Empfindungen haben – besonders bei sexueller Ekstase. Um die Chakra-Reinigung anzuwenden, sollte sich der Partner auf den Rücken legen und seine Arme locker an der Seite ablegen. Dann sollte er oder sie sich voll und ganz entspannen und die Augen schließen.

Auch du solltest für eine Weile die Augen schließen und die Yoga-Atmung anwenden (S. 70 f.). Nach zwei bis drei Minuten zählst du laut von fünf bis eins und dann von zehn bis eins rückwärts. Um deine Körpermuskulatur zu entspannen, wende die Standard-Methode an (S. 58 f.). Im Anschluss bekräftigst du: *»Es ist meine Absicht, mich im ewig-gegenwärtigen Jetzt zu zentrieren.«*

Sowie du zentriert bist, öffnest du die Augen, aber fokussierst sie auf nichts. Reibe deine Hände für zehn Sekunden aneinander. Das wird sie aufladen und den Fluss sexueller Energie in den kleinen Energiezentren verstärken. Nimm nun deine positive Hand

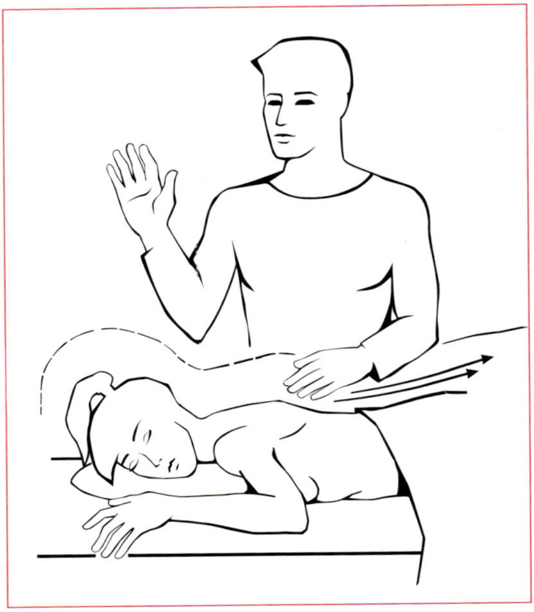

Abb. 11: Chakra-Reinigung für Paare

und streiche damit in zehn Zentimetern Abstand zum Körper über jedes der sieben traditionellen Chakren deines Partners (siehe Abb. 11).

Wiederhole diesen Durchgang insgesamt sieben Mal. Die sieben Streiche stärken den Fluss sexueller Energie durch den *Konzeptual-*Meridian. Achte beim Streichen darauf, dass du von oben nach unten streichst und immer mit der Handfläche voran – nicht mit den Fingern.

Man beginnt stets mit dem Kronen-Chakra über dem Kopf und arbeitet sich bis zum Wurzel-Chakra hinunter. Außerdem solltest du darauf achten, dass du zu Beginn der Bewegung einatmest und während des Streichens den Atem anhältst. Am Ende der Streichung atmest du durch den Mund aus. Alle Schritte sollten sieben Mal wiederholt werden.

Sobald du das Streichen beendet hast, lasse deine Augen weiter geöffnet, aber unfokussiert und atme durch die Nase. Beginne dann damit, mit deiner flach ausgestreckten positiven Hand im Uhrzeigersinn über dem Kronen-Chakra deines Partners zu kreisen. Diese Bewegung sollte ein bis zwei Minuten in moderatem Tempo ausgeführt werden, wobei der Abstand zum Körper stets zehn Zentimeter betragen sollte. Anschließend gehst du zum sechsten Chakra deines Partners über und wiederholst die Bewegung. Arbeite dich immer weiter hinab, bis du beim ersten Chakra angelangt bist.

Wenn alle sieben Chakren aktiviert sind, reibe erneut die Hände aneinander und streiche mit deiner positiven Hand weitere sieben Mal durch das Energiefeld deines Partners. Danach schließe die Augen und lass deinen Partner die Wirkung noch fünf Minuten genießen. Anschließend zählst du laut von eins bis fünf. Öffne deine Augen und bitte sie oder ihn, dasselbe zu tun. Dein Partner wird es sehr genießen, das erhöhte sexuelle Potenzial seiner Chakren zu spüren – lasse ihn den Effekt noch ein wenig nachklingen.

Meditation für das zweite, vierte und sechste Chakra

Wenn das sexuelle Potenzial der Chakren gestärkt ist, kann man dazu übergehen, Wille, Liebe und Vergnügen miteinander in Einklang zu bringen. Um diese drei zu vereinen, muss das zweite, vierte und sechste Chakra aktiviert werden.

Wie wir ja inzwischen wissen, bewahrt das Herz-Chakra, das vierte, die persönlichen Rechte. Dazu gehört auch das Recht, körperliche Liebe und sexuelle Ekstase mit einem anderen Menschen zu erleben. Der persönliche Wille wird durch das sechste Chakra reguliert und das Erleben von Vergnügen und Lust durch das zweite Chakra. Nur wenn ein Paar gemeinsam den Willen hat, zu lieben – sprich voll und ganz anzunehmen –, was ihnen Vergnügen bereitet, lässt sich eine wirklich tief gehende sexuelle Ekstase verwirklichen. Hemmungen, Schamgefühle oder Unsicherheit tragen dazu bei, das Vergnügen zu schmälern und gewisse Tätigkeiten von vornherein zu unterbinden, die – würden sie ausgelebt – das Gefühl vermitteln, tief miteinander verbunden zu sein.

Dass man miteinander Spaß hat – also Vergnügen erlebt –, sollte die Grundlage einer sexuellen Beziehung sein und auf jeden Fall ausgelebt werden. Man kann gar nicht genug betonen, wie wichtig Vergnügen eigentlich ist. Schon Tantra lehrt, dass Vergnügen ein unabdingbarer und essenzieller Teil der menschlichen Existenz und menschlicher Beziehungen ist. Wir wurden mit der innewohnenden Fähigkeit, Vergnügen zu erleben und zu teilen, geboren. Und die Sehnsucht danach motiviert uns dazu, unsere Grenzen zu überwinden und Mauern einzureißen, um noch mehr sexuelle Ekstase und körperliche Liebe erfahren zu können.

Wie viel Vergnügen man erleben kann, hängt wie *Samadhi* (dem innewohnenden Zustand der Einheit) vom Zustand des eigenen Energiefeldes ab und von der Tatsache, wie viel Energie darin fließen kann – das habe ich in den vorangegangenen Kapiteln immer wieder betont. Wenn das Energiefeld gesund und der Energiefluss darin stark und kontinuierlich ist, taucht Vergnügen ganz spontan aus dem eigenen Innern auf.

Mischen sich jedoch Verhaltensmuster in das Liebesleben ein – wie beispielsweise das Verlangen, Macht über den Partner haben zu müssen –, und man deshalb versucht, sie oder ihn zu kontrollieren oder zu manipulieren, oder wenn man aus Unsicherheit beginnt zu klammern, dann wird das natürliche Vergnügen blockiert – man kontrahiert. Und mit dem Vergnügen schwindet auch die Fähigkeit, zu den wahren Dimensionen sexueller Ekstase und Intimität vorzustoßen.

Mit der Meditation für das zweite, vierte und sechste Chakra soll das Erleben körperlicher Liebe (wieder) intensiviert werden, denn ein einheitlicher Zusammenschluss von Willen, Liebe und Vergnügen lässt uns im natürlichen Fluss sexueller Energie voll und ganz aufgehen, ohne das Bedürfnis, ihn aus Unsicherheit oder Angst abschnüren zu müssen.

Es ist kein Geheimnis, dass es für viele Menschen gar nicht so leicht ist, Vergnügen zu erfahren oder es überhaupt zuzulassen – insbesondere wenn es um sexuelles Vergnügen und Ekstase geht. Das liegt hauptsächlich an den kulturellen Tabus und einschränkenden Überzeugungen unserer Traditionen. Menschen, die in patriarchalen Kulturen leben, sind – wie erwähnt – davon besonders betroffen. Die meisten Kulturen unserer Zeit werden noch immer von Männern dominiert und das bedeutet, dass sie in erster Linie autoritär sind. Autorität ist und war stets ein Mittel, um Menschen zu kontrollieren.

Diese Kontrolle aber betrifft letztendlich auch den menschlichen Energiefluss und somit auch den eigenen Zugang zu Vergnügen – ganz besonders zu sexuellem Vergnügen. Wenn es im Außen eine Autorität gibt, die festsetzt, was gut und was schlecht ist, wird der Zugang zu Vergnügen zwangsläufig blockiert, denn erzwungene Grenzen führen unausweichlich zu einem verringerten und gestörten Energiefluss.

Glücklicherweise aber können wir etwas tun, um diese Einschränkungen wieder aufzuheben, damit wir wieder vollen Zugang zu unserem innewohnenden Vergnügen gewinnen. Dafür muss man nur die Kontrolle über sein Energiesystem zurückerobern. Mit den bisher geschilderten Übungen und Meditationen haben wir schon einen Anfang gemacht – das Aktivieren des zweiten, vierten und sechsten Chakras wird uns auf diesem Weg noch einen Schritt weiterbringen.

- Mit der Aktivierung des zweiten Chakras – das ja für geschlechtliche Identität, Kreativität, Vitalität und sexuelle Energie steht – wird das Erleben sexueller Ekstase und die Möglichkeit, sie auf kreative Art und Weise mit einem Partner auszutauschen, vergrößert.
- Die Aktivierung des vierten Chakras – welches unsere Rechte bewahrt – stärkt unser Gefühl für das, was uns zusteht – und dazu gehört unter anderem das Recht auf Liebe und Vergnügen.
- Mit der Aktivierung des sechsten Chakras stärkt man seinen Willen und die Fähigkeit festzustellen, ob etwas für einen angemessen und angebracht ist oder nicht.

Die Meditation für das zweite, vierte und sechste Chakra hilft Ihnen, diese Stärken und Fähigkeiten auszuprägen und miteinander zu vereinen. Und Sie werden willentlich lieben können, was Ihnen Vergnügen bereitet – selbst wenn die Institutionen der Kultur, in der Sie leben, dagegen sind. Zentrieren Sie sich zunächst einmal auf das ewig-gegenwärtige Jetzt. Aktivieren Sie dann das zweite, vierte und sechste Chakra und richten Sie anschließend die Wahrnehmungsorgane auf diesen drei Ebenen nach innen.

Setze dich wie immer bequem und mit geradem Rücken hin. Schließe deine Augen und gehe in die Yoga-Atmung (S. 70 f.). Anschließend zählst du von fünf bis eins und dann von zehn bis eins rückwärts. Nun gehst du zur Standard-Methode über (S. 58 f.), um deine Muskeln zu lockern. Danach zentrierst du dich im ewig-gegenwärtigen Jetzt, indem du sagst: *»Es ist meine Absicht, mich im ewig-gegenwärtigen Jetzt zu zentrieren.«*

Nach einem kurzen Moment bekräftigst du: *»Es ist meine Absicht, mein zweites Chakra zu aktivieren.«* Nimm dir nun einige Momente, um den verstärkten Energiefluss im zweiten Chakra zu genießen.

Anschließend sagst du: *»Es ist meine Absicht, mein viertes Chakra zu aktivieren.«* Lass dir auch nach diesem Satz einen Moment Zeit und spüre genau hin, wie mehr Energie durch dein viertes Chakra strömt.

Schließlich bekräftigst du: *»Es ist meine Absicht, mein sechstes Chakra zu aktivieren.«* Nachdem du auch eine Weile in dein sechstes Chakra hineingespürt hast, sagst du: *»Es ist meine Absicht, meine Wahrnehmungsorgane auf den Ebenen meines zweiten, vierten und sechsten Chakras nach innen zu richten.«*

Nimm dir zehn Minuten, um den Effekt zu genießen. Dann zählst du von eins bis fünf und öffnest die Augen.

Wenn Sie die Meditation regelmäßig anwenden, werden Sie die Kontrolle über Ihr Energiefeld zurückerlangen, und keine äußere Macht wird Ihnen diesen Zugang abspenstig machen können. Sexuelle Energie wird viel freier durch Ihr Energiesystem fließen, und Sie werden den Willen haben, zu lieben, was Ihnen Vergnügen bereitet.

Meditation für sexuelles Vergnügen – für Paare

Die geschilderte Meditation gibt es auch als Variante für Paare. Sie hilft, Vergnügen und körperliche Liebe frei und ungezwungen miteinander auszuleben.

Setzt euch im Abstand von zwei Metern bequem und gerade gegenüber. Schließt eure Augen und geht in den Yoga-Atem (S. 70 f.). Zählt dann von fünf bis eins und von zehn bis eins rückwärts und durchlauft die Standard-Methode (S. 58 f.). Danach sprecht beide gleichzeitig den Satz: *»Es ist meine Absicht, mich im ewig-gegenwärtigen Jetzt zu zentrieren.«* Anschließend sagt ihr: *»Es ist meine Absicht, mein zweites Chakra zu aktivieren.«* Wie bei jeder Meditation solltet ihr euch nach jedem Satz einige Momente Zeit lassen. Fügt dann hinzu: *»Es ist meine Absicht, mein viertes Chakra zu aktivieren«*, und nach einer weiteren Pause: *»Es ist meine Absicht, mein sechstes Chakra zu aktivieren.«* Lasst die Wirkung eurer Bekräftigung noch etwas nachklingen und sagt dann: *»Es ist meine Absicht, meine Wahrnehmungsorgane auf den Ebenen meines zweiten, vierten und sechsten Chakras nach innen zu richten.«*

Nach einer weiteren Pause sprecht ihr den Satz: *»Es ist meine Absicht, sexuelle Energie aus meinem zweiten Chakra direkt auf meinen Partner auszustrahlen.«* Nach einem kleinen Moment fügt ihr hinzu: *»Es ist meine Absicht, sexuelle Energie aus meinem vierten Chakra direkt auf meinen Partner auszustrahlen«*, und eine weitere Weile danach: *»Es ist meine Absicht, sexuelle Energie aus meinem sechsten Chakra direkt auf meinen Partner auszustrahlen.«*

Achtet darauf, nach jedem Satz eine angemessene Pause einzulegen und die Sätze gleichzeitig und laut auszusprechen. Nehmt euch anschließend zehn Minuten, um die Meditation wirken zu lassen. Zählt dann von eins bis fünf und kommt aus der Meditation heraus.

Viele mir bekannte Paare, die diese Meditation eine Weile praktiziert haben, berichteten mir, dass ihre Anziehungskraft zueinander deutlich zunahm und dass sich ihre sexuelle Erregung erfreulich steigerte. Wahrscheinlich wird es Ihnen in gar nicht allzu langer Zeit genauso gehen. Machen Sie die Meditation einfach regelmäßig als Teil Ihrer spirituellen Praxis oder lassen Sie sie zu einem regelmäßigen Bestandteil Ihres sexuellen Vorspiels werden.

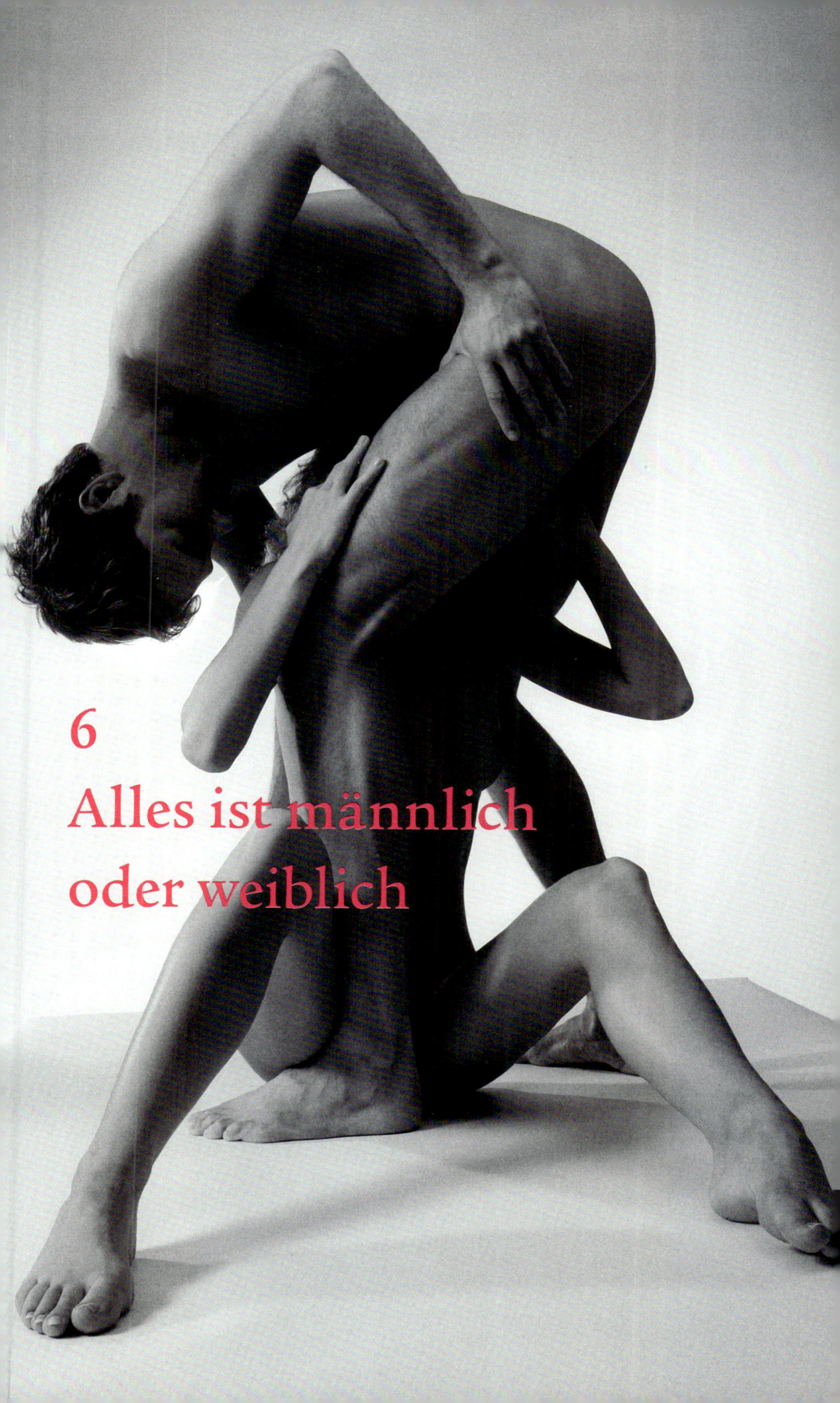

6
Alles ist männlich oder weiblich

Im Zweiten Weltkrieg gab es einige US-Truppen, die im Südpazifik stationiert wurden. Die Glücklichsten unter ihnen schickte man nach Bora Bora in Französisch Polynesien. Zu kriegerischen Auseinandersetzungen kam es dort nicht, und die einzige Aufregung für die amerikanischen Soldaten kam in Gestalt der schönen polynesischen Mädchen. Jedes Mal, wenn neue Soldaten eintrafen, kamen sie herbei, um sie mit ihren Tänzen zu begrüßen, und nicht selten endeten diese Begegnungen in nächtlichen Stelldicheins. Für die Armee wurde dies schnell zu einem Problem, denn die Disziplin der Truppen ließ zu wünschen übrig, und viele der Mädchen wurden schwanger. So kam es, dass der Einsatzleiter einen heimlichen Entschluss fasste: Als das nächste Mal neue Truppen auf der Insel eintrafen, wurden auch sie von verlockenden Schönheiten und ihren Tänzen begrüßt, und wieder verschwanden viele der Soldaten bei Einbruch der Nacht mit den vermeintlichen Mädchen. Am nächsten Morgen jedoch schüttelten sich die Einwohner der Insel vor Lachen.

Was war geschehen? Der Einsatzleiter hatte dafür gesorgt, dass ausschließlich *mahu* zu den Soldaten geschickt wurden – tahitianische Männer, die Frauenkleider trugen und das »dritte Geschlecht« auf der Insel bildeten. Es war ihm gelungen, Verwirrung über geschlechtliche Identitäten und Argwohn unter den Soldaten zu stiften, und von da an konnte er sich wieder auf seine Truppen verlassen.

Auch in unserer heutigen Zeit verschwimmen die Grenzen zwischen den Geschlechtern zusehends. Für das Gelingen und Erleben sexueller Ekstase aber ist es unabdingbar, sich mit der eigenen geschlechtlichen Identität auseinanderzusetzen und sie deutlich in Erscheinung treten zu lassen.

Zu den sieben kosmischen Gesetzen des *Hermes Trismegistos* – einer Verschmelzung des griechischen Gottes Hermes mit dem ägyptischen Gott Thot – gehört unter anderem das Geschlechterprinzip. Es sagt aus, dass sich Geschlecht in allem befindet, dass sich männlich und weiblich überall und in allem manifestiert und dass alles im Universum feminine und maskuline Anteile besitzt. Dieses Prinzip legt fest, dass man mit einem bestimmten Geschlecht geboren wird und zu welchem Geschlecht man sich infolgedessen hingezogen fühlt. Bei den meisten Menschen ist die eigene geschlechtliche Identität und die daraus resultierende Orientierung klar – man wird als Mann oder Frau geboren und interessiert sich für das jeweils andere Geschlecht. Die geschlechtliche Ausrichtung jedoch ist viel komplexer und bei allen unterschiedlich ausgeprägt. So kann ein Mann sehr maskulin oder eher weich und weiblich sein, und auch Frauen können entweder sehr weiblich oder eher burschikos sein.

Wie männlich oder weiblich ein Mensch letztendlich ist, wird durch das Zusammenspiel der *Yin*- und *Yang*-Kräfte in seinem Energiefeld bestimmt. Die Ausprägung der geschlechtlichen Identität bestimmt, wie groß die sexuelle Anziehungskraft zwischen einem Mann und einer Frau ist, was sie tun müssen, um sexuelle Befriedigung zu erfahren, und wie sie sich sexuell ausdrücken. Je extremer die eigene Ausprägung ist, desto extremer muss auch die des Gegenübers sein. Eine extrem männliche und durchsetzungsfähige Person braucht eine extrem weibliche und daher empfängliche Person – denn nur so kann zwischen beiden ein Ausgleich stattfinden und tiefe Befriedigung erfahren werden.

Für die meisten Menschen ist die geschlechtliche Ausrichtung eine lebenslange Herausforderung. Eine wirkliche Lösung lässt sich nur finden, wenn man Anhaftungen und einschränkende Glaubenssätze überwindet und sein Energiefeld so in Ordnung bringt, dass Freude und Vergnügen wieder ganz spontan und von selbst auftauchen können.

Yin und Yang

Das Yin- und Yang-Symbol aus den östlichen Traditionen (siehe Abb. 12) repräsentiert die polare Beziehung zwischen männlicher (*Yang*) und weiblicher (*Yin*) Energie, die in allem enthalten ist. Wie Sie in Kapitel 1 bereits erfahren konnten, sagen die Taoisten, dass es vor der Existenz des Universums nichts gab. Innerhalb dieses Nichts aber gab es *Ching Shing Li* – kosmische Energie –, die auch *Chi* genannt wird. Im Moment der Empfängnis teilte sich diese Kraft in zwei Teile, welche die Chinesen *Yin* und *Yang* nennen. Nichts im Universum ist ausschließlich *Yin* oder *Yang*, so wie niemand vollständig männlich oder weiblich ist. Alles trägt Anteile von beidem in sich – auch die Ordnung im Universum und im Energiefeld jedes Einzelnen ist immer ein Gefüge aus Gegensätzen.

Mithilfe des *Yin*- und *Yang*-Konzepts versteht man noch besser, was mit geschlechtlicher Ausrichtung eigentlich gemeint ist. Eine Person mit viel *Yin* braucht für wirklichen Ausgleich und Befriedigung eine Person mit viel *Yang* und umgekehrt. Nur wenn die Ausprägung stimmt und zueinander passt, kann aus den zwei Teilen ein Ganzes werden. Übrigens ist alles, was

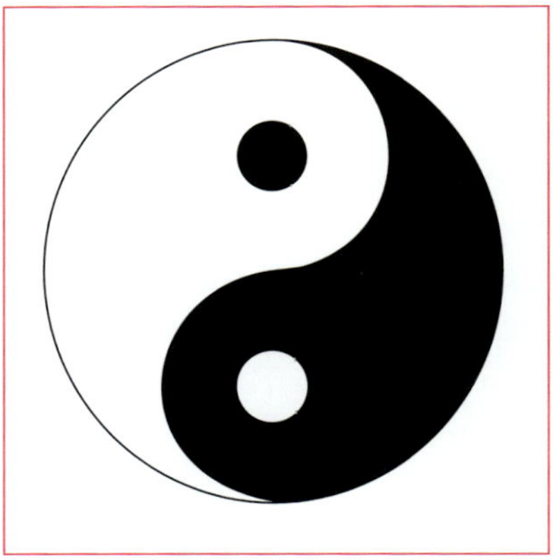

Abb. 12:
Yin- und *Yang*-Symbol

im Universum stattfindet, immer Kontakt und Austausch von Energiefeldern, die unterschiedliche Ausprägungen von *Yin* oder *Yang* aufweisen.

Im griechischen Dialog *Symposium* des Philosophen *Platon* wird die Frage erörtert, was das Ziel der geschlechtlichen Vereinigung ist und warum sich die Kräfte *Yin* und *Yang* so unwiderstehlich zueinander hingezogen fühlen: *Hephaistos,* der Gott des Feuers, verkündet daraufhin: »Ist es nicht die perfekte Vereinigung, nach der du dich sehnst, sodass ihr nie getrennt seid bei Tage und bei Nacht? Wenn es das ist, was du willst, werde ich dich schmelzen und euch zusammenführen, sodass ihr eins seid und nicht mehr zwei; auf diese Weise könnt ihr miteinander leben – als eine Einheit – in allen Leben, die da noch kommen mögen.« Weit über zweitausend Jahre später bezog sich die Theosophin Alice Bailey auf diese Passage, als sie sagte: »Uns sollte klar sein, dass eine vorhandene Trennung (*Anm. d. Übers.: in männlich und weiblich*) den mächtigen Impuls zu fusionieren entstehen lässt und das Bedürfnis nach Vereinigung hervorruft – und genau das ist Sex. Er ist in Wirklichkeit nichts anderes als der Wunsch, miteinander eins zu werden.«

Zusammenfassend könnte man sagen, dass wir entweder als Mann oder Frau geboren werden und uns getrennt fühlen, weil uns »die andere Hälfte« fehlt. Die sexuelle Spannung, die durch die geschlechtliche Identität und die Sehnsucht nach dem anderen Geschlecht verursacht wird, weckt in uns die Sehnsucht nach Vereinigung – wir wollen die Trennung durch sexuelle Intimität überwinden. Warum aber kann die geschlechtliche Ausrichtung dabei ein Problem sein? Nun, die wenigsten Menschen wissen, dass Anhaftungen und verinnerlichte Glaubenssätze dazu führen können, dass die ursprüngliche geschlechtliche Identität verzerrt wird; denn all das stört den Energiefluss zwischen unseren feinstofflichen und stofflichen Körpern. Infolgedessen kann es dazu kommen, dass man sich weniger männlich oder weiblich fühlt, als es mit gesundem Energiefluss der Fall wäre. Normalerweise fließt ein Teil der sexuellen Energie im menschlichen Energiefeld durch die ätherischen und physischen Chakren in die ätherischen und physischen Körper. Ist aber der Energiefluss gestört, kommt es zu Problemen, und tatsächlich sind die meisten sexuellen Störungen auf einen gestörten Energiefluss zurückzuführen.

Oft beginnen die Probleme bereits in der Pubertät. Da die Gesellschaft Frauen weitaus größere sexuelle Einschränkungen auferlegt, haben sie auch viel häufiger unter solchen Störungen zu leiden. Viele Frauen unterdrücken den Fluss ihrer sexuellen Energie aus Angst oder Unsicherheit oder weil sie Angst haben, sie könnten unwillkommene Aufmerksamkeit auf sich ziehen. Die ätherischen und physischen Körper bleiben auf diese Weise jedoch unterversorgt, und ein vollständiges Erleben sexueller Erregung und Befriedigung wird erschwert oder sogar unmöglich. Der Energiemangel stört außerdem die Vitalität, die Kreativität und die Weiblichkeit, und so geschieht es, dass sich Frauen oft für einen falschen Partner entscheiden, der ihnen keinen Ausgleich für ihre geschlechtliche Ausprägung liefern kann.

Bei Männern hingegen kommt es häufiger vor, dass sie Sex wie eine Droge benutzen, was den Fluss sexueller Energie ebenfalls nachhaltig stört. Mit einer solchen Einstellung ist es nämlich schwer bis unmöglich, eine passende Partnerin zu finden, die für Ausgleich und authentische Befriedigung sorgen könnte. Wenn der Energiefluss durch die ätherischen und physischen Körper eines Mannes gestört ist, kann dies dazu führen, dass er sexuell sehr fordernd wird und das Einfühlungsvermögen gegenüber seiner sexuellen Partnerin einbüßt. Dies wiederum verhindert gegenseitigen Ausgleich und wahre Intimität, die aber normalerweise das wichtigste Ziel sind.

Die Sehnsucht nach Ausgleich

Der hinduistische Gott *Kama* symbolisiert die Lösung des Problems der geschlechtlichen Ausrichtung und steht auch für die Sehnsucht nach Ausgleich und Verschmelzung. Er ist der Gott der Lust und der sexuellen Leidenschaft. Als *Shivas* Verlangen für *Parvati* (*Shakti*) geweckt werden soll, senden die Götter *Kama*, um *Shiva* in Stimmung zu bringen. Mit Düften, Klängen, berauschenden Zusätzen und durch die natürliche sexuelle Anziehungskraft zwischen Mann und Frau versucht *Kama*, das Interesse *Shivas* zu wecken.

Auf das eigene Energiefeld übertragen handelt es sich bei *Kama* um einen universellen Aspekt – er ist Sinnbild für die Sehnsucht nach mehr sexueller Energie, der Wunsch nach mehr Sexappeal und auch nach Vereinigung mit einem Partner. Wenn *Kama* aber durch Anhaftungen und Blockaden »verunreinigt« ist, kann ein unbändiges Verlangen nach allen möglichen Arten von Sex die Folge sein. Auf jeden Fall ist *Kama* zu wichtig, um außer Acht gelassen zu werden, wenn es um Sex und Beziehungen geht. Im Grunde genommen verkörpert er das Verlangen nach sexueller Ekstase und nach geschlechtlicher Identität in ihrer stärkst möglichen Ausrichtung.

Im Rahmen einer Untersuchung der Universität von Amsterdam haben Ellen Laan, Stephanie Both und Mark Spiering 2004 nachweisen können, dass beim Anblick erotischer Bilder das gesamte System des menschlichen Körpers sofort reagiert. Je freizügiger die Abbildungen waren, desto stärker wurden auch die elektrischen Körpersignale der einzelnen Probanden. »Der Körper ist schon zum Sex bereit, bevor der Verstand überhaupt auf die Idee kommt«, so Laan.

Aus Studien wie diesen geht deutlich hervor, dass *Kama* und unsere geschlechtliche Identität fester Bestandteil unseres Energiesystems und damit auch unseres Menschseins sind und dass sexuelle Handlungen, die im Einklang mit unserer geschlechtlichen Ausrichtung stehen, die intensivste Art und Weise sind, wie ein Paar *Kama* in seiner Beziehung ausdrücken und verkörpern kann.

Andere Studien haben gezeigt, dass eine sexuelle Stimulation lang genug andauern muss, damit es schließlich zu einem Orgasmus kommt. Das liegt nicht zuletzt daran, dass ausreichend sexuelle Energie in bestimmte Frequenzen umgewandelt werden muss, damit die ätherischen und physischen Körper auch wirklich und vollständig stimuliert werden. Der Energiefluss durch die ätherischen und physischen Körper des menschlichen Energiesystems ist daher enorm wichtig. Deshalb sorgen die ersten beiden Meditationen des *Fünf-Tage-Programms* (siehe S. 114 f.) für einen stärkeren Fluss sexueller Energie durch die ätherischen und physischen Körper.

Die ätherischen und physischen Chakren

Außer den sieben traditionellen Chakren (siehe S. 88 ff.) gibt es innerhalb unseres Körpers noch zwei ätherische und zwei physische Chakren. Das obere ätherische Chakra liegt in Höhe der Milz auf der linken Seite des Körpers zwischen dem zweiten und dritten Chakra. Das untere ätherische Chakra liegt ihm direkt gegenüber.

Das obere physische Chakra befindet sich im Kopf direkt über und hinter dem sechsten Chakra. Das untere physische Chakra liegt in der Mitte des Beckens ungefähr fünf Zentimeter unter der Rückseite des zweiten Chakras (siehe Abb. 3, S. 46).

Diese Chakren sind genauso aufgebaut wie die sieben traditionellen Chakren, allerdings sind sie um ungefähr 40 Prozent kürzer. Die ätherischen Chakren regulieren unsere Gefühle.

Gefühle haben eine niedrigere Frequenz als Emotionen und sind weniger präzise. Obwohl es nur vier authentische Emotionen gibt – Wut, Angst, Schmerz und Freude –, existieren hunderte von authentischen Gefühlen wie zum Beispiel sich getröstet fühlen oder befriedigt sein, Verachtung oder Enthusiasmus.

Die physischen Chakren regulieren Empfindungen. Sie überbrücken zusammen mit den ätherischen Chakren (und den physisch-materiellen Chakren, auf die ich im 7. Kapitel eingehe) die Kluft zwischen unserem authentischen Verstand und unseren physisch-materiellen Körpern. Über die ätherischen und physischen Chakren können wir unsere universellen Eigenschaften als Gott oder Göttin im physischen und nicht-physischen Universum hervortreten lassen und mit einem Partner austauschen.

Um die eigene Geschlechtlichkeit wieder deutlich und klar hervortreten zu lassen, stelle ich im Folgenden das angekündigte *Fünf-Tage-Programm* vor, das aus fünf verschiedenen Meditationen besteht.

Am *ersten Tag* werden Sie den Energiefluss zwischen Ihren beiden ätherischen Chakren verstärken, indem Sie sie aktivieren. Dadurch können die eigenen Gefühle mit allen übrigen Funktionen des authentischen Verstandes in Einklang gebracht werden.

Am *zweiten Tag* erhöhen Sie den Energiefluss zwischen Ihren ätherischen und Ihren physischen Chakren, indem Sie sie aktivieren.

Am *dritten Tag* aktivieren Sie die sieben Chakren in Ihrem Körper und außerdem sind die Chakren acht bis dreizehn oberhalb des Kopfes dran – auch die werden Sie aktivieren und diese Ebenen anschließend mit sexueller Energie füllen.

Am *vierten Tag* wenden Sie das Mudra für Kraft an.

Am *fünften Tag* folgt die *Eros*-Meditation, die Sie auch zusammen mit Ihrem Partner/mit Ihrer Partnerin machen können.

Nach diesem Fünf-Tage-Programm wird die eigene geschlechtliche Ausrichtung viel klarer und deutlicher sein, was Sie und Ihren Partner wieder einen Schritt näher zu gemeinsamer sexueller Ekstase und wahrer Intimität bringt.

Fünf-Tage-Programm für den Ausgleich der eigenen sexuellen Ausrichtung

1. Tag – Das Aktivieren der ätherischen Chakren

Am ersten Tag des Fünf-Tage-Programms aktivieren Sie das obere und das untere ätherische Chakra und lassen sich dann ganz auf deren einzigartige Schwingung ein.

Setze dich für die Meditation bequem und mit geradem Rücken hin und wende die Yoga-Atmung (S. 70 f.) an. Dann zählst du von fünf bis eins und dann von zehn bis eins rückwärts. Mit der Standard-Methode (S. 58 f.) kannst du anschließend die Muskeln deines Körpers entspannen. Dann sagst du den Satz: *»Es ist meine Absicht, mich im ewig-gegenwärtigen Jetzt zu zentrieren.«* Sobald du zentriert bist, fügst du hinzu: *»Es ist meine Absicht, mein oberes ätherisches Chakra zu aktivieren.«* Nimm dir einige Augenblicke, um die Veränderung zu genießen, und sage dann: *»Es ist meine Absicht, mein unteres ätherisches Chakra zu aktivieren.«* Sobald beide ätherischen Chakren aktiviert sind, fügst du hinzu: *»Es ist meine Absicht, meine Wahrnehmungsorgane auf den Ebenen meiner beiden ätherischen Chakren nach innen zu richten.«*

Nimm dir 15 Minuten, um die Meditation zu genießen. Dann zählst du von eins bis fünf und öffnest die Augen. Du wirst dich hellwach fühlen, vollkommen entspannt und besser als zuvor.

2. Tag – Das Aktivieren der physischen Chakren

Am zweiten Tag wird das obere und das untere physische Chakra aktiviert. Dafür werden genau dieselben vorbereitenden Schritte durchgeführt wie am ersten Tag.

Sobald du vollkommen entspannt bist, sagst du: *»Es ist meine Absicht, mich im ewig-gegenwärtigen Jetzt zu zentrieren.«* Dann bekräftigst du: *»Es ist meine Absicht, mein oberes physisches Chakra zu aktivieren.«* Nimm dir einige Momente, um die Veränderung genau zu erfahren, und sage dann: *»Es ist meine Absicht, mein unteres physisches Chakra zu aktivieren.«* Wenn beide Chakren aktiviert sind, fügst du hinzu: *»Es ist meine Absicht, meine Wahrnehmungsorgane auf der Ebene meiner beiden physischen Chakren nach innen zu richten.«*

Nimm dir wieder 15 Minuten, um die Meditation zu genießen. Dann zählst du von eins bis fünf und öffnest die Augen. Du wirst dich hellwach fühlen, vollkommen entspannt und besser als zuvor.

3. Tag – Das Aktivieren der sieben Chakren im Körper und der ersten sechs Chakren über dem Körper

Für die Meditation am dritten Tag werden wir die Chakren über dem Körper aktivieren. Sie haben genauso viel Einfluss auf unsere geschlechtliche Identität wie die Chakren innerhalb des Körpers. In den alten Texten findet man leider nicht viel über sie. Einige yogische Schriften sprechen von sieben Chakren über dem Kopf und sagen, dass sie die höheren Funktionen des menschlichen Bewusstseins regulieren. Andere Schriften erwähnen mehr als sieben, aber es fehlen immer genauere Ausführungen, was ihre genaue Funktion betrifft. Ich kann Ihnen jedoch versichern, dass die oberen und auch die unteren Chakren die Verteilung und Umwandlung sexueller Energie in den höheren und niederen Dimensionen regulieren.

Die ersten sechs Chakren über dem Körper haben außerdem direkten Einfluss auf den Ausgleich der eigenen geschlechtlichen Identität und das Erleben sexueller Ekstase. Zusammen mit den Chakren unter dem Körper regeln sie einen Großteil des energetischen Austauschs zwischen Menschen – ganz besonders auch den sexuellen Austausch, der hauptsächlich auf den oberen und unteren Dimensionen stattfindet.

Eigentlich ist das auch nicht völlig überraschend – Yoga und Tantra lehren seit Jahrhunderten, dass Menschen interdimensionale Wesen sind und dass unser energetischer Austausch sowohl in der mittleren Welt des normalen menschlichen Bewusstseins als auch in der höheren Welt des transzendenten Bewusstseins sowie in der unteren Welt des niederen Bewusstseins stattfindet.

In der dritten Meditation des Fünf-Tage-Programms werden Sie deshalb die sieben Chakren in Ihrem Körper und das achte bis dreizehnte Chakra über Ihrem Körper aktivieren. Das erste obere Chakra (das achte) liegt ungefähr fünf Zentimeter über dem Kronen-Chakra. Von da aus erstrecken sich die weiteren fünf Chakren auf einer Länge von bis zu einem Meter.

Anschließend werden Sie Ihr Energiefeld auf diesen Dimensionen mit sexueller Energie füllen. Obwohl alle Chakren über und unter unserem Körper den Fluss sexueller Energie auf den höheren und niederen Dimensionen regulieren, haben das achte bis dreizehnte Chakra den größten Einfluss, wenn es um die Energie geht, die bei sexueller Ekstase eine Rolle spielt. Im Feld des Geistes – eines der Felder, aus dem unser authentischer Verstand besteht – ist dies Energie, die mit Bewusstsein, Einsicht, transzendentem Wissen und Selbst-Gewahrsein zu tun hat. Im Feld des Intellekts gehört dazu Energie, welche die Selbstakzeptanz, angemessenes Handeln und Unterscheidungsvermögen regelt. Im Feld der Seele ist es Energie, die bedingungslose Freude, Ausdrucksfreiheit, Einfühlungsvermögen und authentisches Verlangen ermöglicht. Und im physisch-materiellen Feld ist es Energie, die mit Lebendigkeit, authentischem Empfinden und dem daraus entstehenden Vergnügen in Verbindung steht.

Die Hauptaufgabe unserer sieben traditionellen Chakren besteht darin, Gesundheit und Wohlbefinden zu gewährleisten. Das achte bis dreizehnte Chakra erheben unser Bewusstsein, unsere Emotionen, Gefühle und Empfindungen über die profanen Funktionen des Lebens, damit wir überhaupt in der Lage sind, sexuelle Ekstase zu verwirklichen und eine transzendente Beziehung einzugehen. Oft berichten Menschen, dass sie sich wie gestreckt fühlen, sobald sie ihr achtes bis dreizehntes Chakra aktivieren. Das Aktivieren der oberen Chakren kann das Gefühl vermitteln, als würde man nach oben wachsen. Das liegt daran, dass durch die Aktivierung mehr sexuelle Energie durch die höheren Chakren fließt sowie durch die Meridiane, welche die Chakren miteinander verbinden.

Für die Meditation am dritten Tag des *Fünf-Tage-Programms* setze dich wieder bequem und mit geradem Rücken hin. Gehe zunächst in die Yoga-Atmung (S. 70 f.), zähle dann von fünf bis eins und danach von zehn bis eins rückwärts und entspanne deinen Körper schließlich mit der Standard-Methode (S. 58 f.). Danach sagst du den Satz: »*Es ist meine Absicht, mich im ewig-gegenwärtigen Jetzt zu zentrieren.*« Lass dir einen Moment Zeit, damit du die Veränderung genau spüren kannst. Dann bekräftigst du: »*Es ist meine Absicht, mein erstes Chakra zu aktivieren.*« Nach einem kurzen Moment aktivierst du auf dieselbe Weise dein zweites, drittes, viertes, fünftes, sechstes, siebtes und schließlich auch dein achtes bis dreizehntes Chakra oberhalb des Körpers. Sobald alle dreizehn Chakren aktiv sind, bekräftigst du: »*Es ist meine Absicht, meine Wahrnehmungsorgane auf all den Ebenen meiner dreizehn aktivierten Chakren nach innen zu richten.*« Direkt im Anschluss fügst du hinzu: »*Es ist meine Absicht, mein Energiefeld auf diesen dreizehn Dimensionen mit sexueller Energie zu füllen.*«

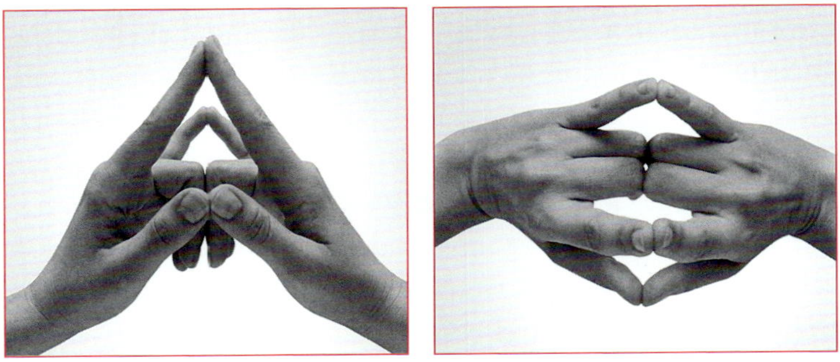

Abb. 13: Das Mudra für Kraft

Nimm dir 15 Minuten Zeit, um die Veränderungen zu genießen. Dann zählst du von eins bis fünf und öffnest die Augen. Du wirst dich hellwach fühlen, vollkommen entspannt und besser als zuvor.

4. Tag – Das Mudra für Kraft

Am vierten Tag wird das Mudra für Kraft angewendet. Es sorgt dafür, dass der starke Energiefluss, der jetzt durch die Chakren strömt, noch besser verteilt und ausgeglichen wird. So kann die Energie gleichmäßig durch die Chakren in die Auren, Meridiane und die kleinen Energiezentren gelangen.

Setze dich für das Mudra bequem und aufrecht hin und gleite mit deiner Zungenspitze an die Stelle hinter den Vorderzähnen, dort, wo Zähne und Gaumen ineinander übergehen. Lasse sie dort ruhen. Lege nun deine Daumenspitzen aneinander, so als würdest du einen Dachgiebel formen. Dasselbe machst du mit den Kuppen deiner Zeigefinger. Mittelfinger und Ringfinger rollst du Richtung Handfläche ein und legst sie zwischen dem ersten und zweiten Gelenk aneinander. Die Kuppen der kleinen Finger bilden wieder einen Giebel (siehe Abb. 13). Halte das Mudra für zehn Minuten und halte dabei die Augen geschlossen. Dann löst du Zunge und Finger langsam, zählst von eins bis fünf und öffnest die Augen.

5. Tag – Die Eros-Meditation

Am fünften Tag ist die *Eros*-Meditation an der Reihe. Sie soll die letzten Barrieren einreißen, die Sie möglicherweise davon abhalten, die eigene naturgegebene Geschlechtlichkeit zu genießen und auch auszudrücken. Denken Sie daran – es ist wundervoll, ein Mann oder eine Frau zu sein, und es ist herrlich, die damit einhergehenden sexuellen Gefühle und das Vergnügen zu genießen. Keinerlei beeinträchtigende Gefühle wie Scham, Unsicherheit oder Schuld sollten sich dem in den Weg stellen können.

In der *Eros*-Meditation aktivieren Sie Ihre Chakren und stimulieren sich selbst sexuell. So lässt sich meditativ spüren und sehen, wie kraftvoll und schön eine reiche, ungehinderte Erfahrung der eigenen Sexualität sein kann. Dafür brauchen Sie einen großen Spiegel, den Sie vor sich aufstellen, sodass das eigene Gesicht und die Genitalien klar zu erkennen sind.

Setze dich wieder bequem und aufrecht hin und durchlaufe dieselben einleitenden Entspannungstechniken wie an den vier anderen Tagen. Anschließend sagst du den Satz: *»Es ist meine Absicht, mich im ewig-gegenwärtigen Jetzt zu zentrieren.«* Nachdem du gegenwärtig geworden bist, aktivierst du jedes einzelne deiner sieben traditionellen Chakren, indem du sagst: *»Es ist meine Absicht, mein erstes (*dann: *zweites, drittes, viertes* usw.*) Chakra zu aktivieren.«* Sobald das geschafft ist, aktivierst du mit demselben Satz zunächst dein oberes ätherisches, dann dein unteres ätherisches Chakra und im Anschluss dein oberes und dein unteres physisches Chakra. Genieße für eine Weile den verstärkten Energiefluss, der durch dein System fließt, und aktiviere dann das achte bis dreizehnte Chakra über deinem Körper. Sobald du alle diese siebzehn Chakren aktiviert hast, bekräftigst du: *»Es ist meine Absicht, mein Energiefeld auf all den Ebenen meiner aktivierten Chakren mit sexueller Energie zu füllen.«* Direkt im Anschluss sagst du: *»Es ist meine Absicht, meine Wahrneh-*

mungsorgane auf allen aktivierten Chakra-Ebenen nach innen zu richten.« Sobald das geschafft ist, öffnest du die Augen, spreizt langsam die Beine und betrachtest dich im Spiegel.

Lass dir ein bis zwei Minuten Zeit, und beginne dann langsam und genussvoll, dich sexuell zu verwöhnen. Geh voll und ganz auf in dem Gefühl, Mann oder Frau zu sein. Koste die sexuellen Gefühle, zu denen du fähig bist, voll und ganz aus – feiere deine natürliche Geschlechtlichkeit und fahre damit fort, so lange du willst.

Eine Variante für Paare

Diese Meditation gibt es auch als Variante für Paare, um für noch intimere, zwischenmenschliche Momente zu sorgen.

Setzt euch einander gegenüber. Die Meditation wird auf dieselbe Weise durchgeführt wie die eben geschilderte *Eros*-Meditation – nur dass der *Partner* dabei *die Rolle des Spiegels* einnimmt und als passiver Beobachter agiert. Es ist wichtig, dass ihr dabei so viel Augenkontakt wie möglich aufrechterhaltet. Wenn ihr euch wirklich vertraut und den Augenkontakt nicht oder nur selten abbrecht, werden du und dein Partner/deine Partnerin schnell spüren, welch großartige Auswirkung diese Meditation auf das Geschlechtsempfinden hat und wie sehr die Liebe und Beziehung zwischen euch davon profitieren kann.

Wenn wir schon beim Thema Selbststimulierung sind: Es dürfte Sie interessieren, dass Alfred Kinsey im Rahmen seiner Untersuchungen anhand von Interviews mit Männern und Frauen herausgefunden hat, dass 90 Prozent aller befragten Männer und 62 Prozent aller Frauen regelmäßig masturbieren. So kam er zu dem Schluss, dass Masturbation ein ganz natürlicher Bestandteil der menschlichen Sexualität sein muss – egal ob man sich in einer Beziehung befindet oder nicht.

7

Sexuelle Energie & *Eros*, die körperliche Liebe

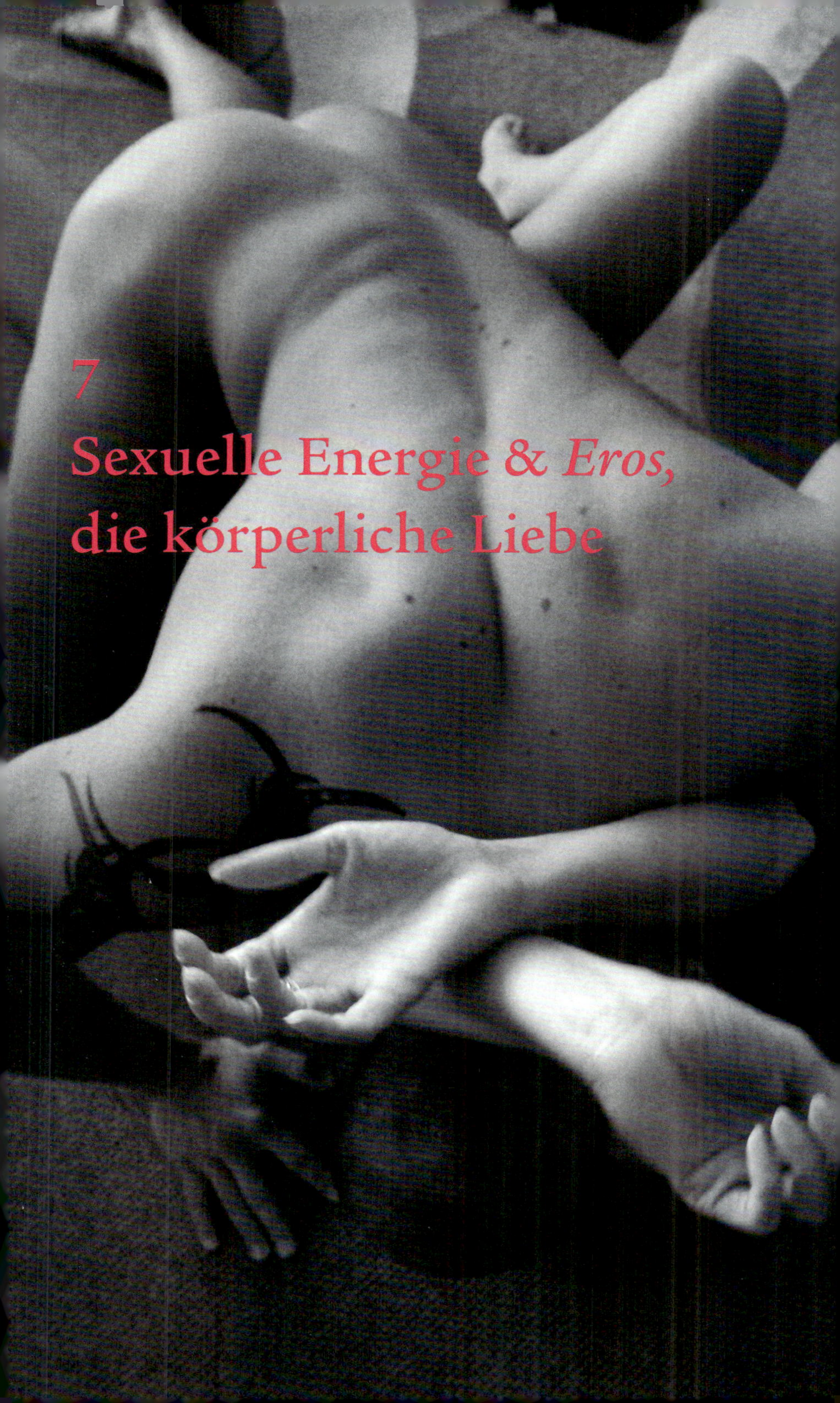

In diesem Kapitel mache ich Sie damit vertraut, wie Sie sich vollständig in den physischen und physisch-materiellen Dimensionen zentrieren. Richtig geerdet zu sein ist unabdingbar, wenn körperliche Liebe – Eros – ein fester Bestandteil des eigenen Sexuallebens und der intimen Beziehung werden soll.

Das griechische Wort Eros bedeutet so viel wie leidenschaftliche und sinnliche Liebe. Auch das Wort Erotik ist davon abgeleitet. In der Antike hielt man körperliche Liebe für eine Art Manie, welche die Menschen ergriff, und die Griechen nannten sie *Theia Mania* – der von den Göttern geschickte Wahnsinn.

Energetisch gesehen beschreibt *Eros* den Zustand, den ein Paar miteinander erlebt, wenn es sexuelle Energie vor, während und nach dem Sex frei miteinander austauscht und dabei auf den physischen und physisch-materiellen Dimensionen fest geerdet ist. Um Eros erfahren zu können, ist es notwendig, einschränkende Überzeugungen zu überwinden, einen stärkeren Energiefluss im eigenen System zu gewährleisten und eine natürliche geschlechtliche Ausrichtung zu erreichen.

Damit Eros zu einem festen Bestandteil der intimen Beziehung wird, muss man sich voll und ganz vertrauen. Nur mit unerschütterlichem Vertrauen in das eigene Selbst kann man sein ganzes Wesen und Sein mit einem Partner teilen. Ein so hohes Maß an Vertrauen und Austausch kann allerdings nur dann entstehen, wenn man bereit ist, die ganze Bandbreite an Empfindungen zuzulassen und auszuleben, die aus den eigenen physischen und nicht-physischen Körpern auftaucht. Um das zu gewährleisten, ist eine wirkliche Erdung in den physischen und nicht-physischen Dimensionen unentbehrlich.

Viele denken, sie seien ganz von selbst geerdet, denn wie sonst sollte man in der Welt überleben, wenn man nicht ganz natürlich in den physischen und physisch-materiellen Dimensionen verankert wäre. In Wahrheit aber ist diese Erdung oft sehr »wackelig« und unvollständig und somit auch der eigene

Zugang zu den Empfindungen dieser Dimensionen. Eine unvollständige Erdung lässt sich daran erkennen, wie fremd vielen Menschen ihr eigener Körper ist und wie wenig Zugang sie zur gesamten Bandbreite seiner Empfindungen haben. Wer wenig Gespür für sich selbst hat, kann natürlich auch sehr wenig Einfühlungsvermögen für die Empfindungen und das Wohlbefinden eines anderen Menschen entwickeln. In Wahrheit sind die meisten nicht wirklich geerdet und haben Schwierigkeiten, sich in den physischen und physisch-materiellen Dimensionen ihres Energiefelds zu zentrieren. Doch nur mit richtiger Erdung kann man sich in einen anderen Menschen hineinversetzen, ihn fühlen und wirklich spüren.

Wenn Menschen Schwierigkeiten haben, sich zu erden, haben sie meist eine nach vorn oder hinten gekippte Körperhaltung, einen flachen oder unvollständigen Atem und eine Stimme, die nicht wirklich tief aus ihrem Inneren kommt. Ohne richtige Erdung mangelt es an der Fähigkeit, sich wirklich zu vertrauen und auf wahrhaftige Art und Weise miteinander auszutauschen. Das gesamte Spektrum an Empfindungen und körperlicher Liebe, das in einer sexuellen, intimen Beziehung möglich ist, wird man in ungeerdetem Zustand nie vollständig erreichen können.

Unsere moderne Welt verschlimmert dieses Problem noch. Wissenschaftler haben herausgefunden, dass der Gebrauch von Computern und Mobiltelefonen Auswirkung auf die DNA in unseren Zellen hat. Selbst wenn man der Strahlung dieser Geräte nicht länger als zwei Minuten ausgesetzt ist, reagiert die DNA in unseren Zellen mit einer sofortigen biochemischen Stressreaktion. Inzwischen geht man davon aus, dass auch unsere neurologischen Funktionen davon betroffen sind – Strahlung steht im Verdacht, die Hirnzellen zu verlangsamen und über längere Zeit sogar die geistige Klarheit zu beeinträchtigen. Viele Ärzte sind sich inzwischen darüber einig, dass tragbare Elektrogeräte auch psychische oder Verhaltensstörungen bei Kindern zur Folge haben und für Stimmungsschwankungen und selbst für aggressives Verhalten verantwortlich sind. Natürlich führen solche Effekte im späteren Leben dieser Kinder auch zu sexuellen Störungen und Beziehungsproblemen.

Die gute Nachricht ist, dass jeder die Möglichkeit hat, sich vollständig und gründlich zu erden – auch wenn es Blockaden im eigenen Energiefeld gibt und die moderne Welt die eigene Beziehungsfähigkeit beeinträchtigt. Es ist möglich, das gesamte Spektrum an Gefühlen und Empfindungen zu erfahren, das zu Eros und körperlicher Liebe dazugehört – egal, unter welchen Umwelteinflüssen man lebt.

Um sich vollständig zu erden, müssen Sie Ihre physischen und physisch-materiellen Chakren aktivieren und sich in den dazugehörigen Dimensionen Ihres Energiefeldes zentrieren. Anschließend füllen Sie diese Dimensionen mit sexueller Energie. Um sich in dieser Erdung zu stabilisieren und den Prozess abzuschließen, führen Sie danach das *Körper-in-Einklang-Mudra* aus (siehe Abb. 15, S. 137), das alle vorhandenen (Energie-)Körper fest integriert. In diesem Zusammenhang möchte ich zunächst etwas über die physischen und physisch-materiellen Körper und ihre Chakren erzählen.

Die physischen Körper und ihre Chakren

Es gibt zwei physische Dimensionen im menschlichen Energiesystem – die obere physische und die untere physische Dimension. In beiden Dimensionen besitzen wir physische Körper. Sie sind energetischer Natur und haben dieselbe Größe und Gestalt wie unsere anderen Energiekörper. Zusammen mit den physischen Hüllen, auf die ich gleich noch einmal zurückkommen werde, durchdringen diese physischen Körper unsere physisch-materiellen Körper aus Fleisch und Blut. Durch die physischen Körper kann man in der physischen Welt gegenwärtig sein, mit anderen Menschen Kontakt aufnehmen und eine intime, sexuelle Beziehung führen. Jeder Mensch besitzt ein oberes physisches Chakra, das den oberen physischen Körper versorgt, und ein unteres physisches Chakra, das den unteren physischen Körper versorgt. Wenn beide Chakren gesund funktionieren, strahlt sexuelle Energie ungehindert durch beide Körper, und man kann die körperlichen Empfindungen, zu denen man fähig ist, ungebremst genießen und erfahren.

Die physischen Körper bestehen wie unsere Energiekörper aus einem großen, mit sexueller Energie gefüllten Hohlraum, der von einer dünnen Oberflächenbegrenzung umgeben ist (siehe auch S. 82 f.). Sie ist dünn und porös, und sie ist in der Lage, Toxine auszuscheiden. Normalerweise bildet diese Oberfläche auch einen Schutz gegen negative Einflüsse von außen – wie beispielsweise die Projektionen anderer Menschen –, welche die Funktion der eigenen Körper stören können. Begrenzt werden unsere Körper durch die physischen Hüllen.

Diese Hüllen sind größer als die Körper selbst und um einige Zentimeter weiter ausgedehnt (siehe Abb. 14, S. 126). Auch sie werden durch die physischen Chakren versorgt und bestehen ausschließlich aus Energie mit universellen Eigenschaften. Im Gegensatz zu den physischen Körpern, die ihre Gestalt nicht verändern, können sich unsere Hüllen in die äußere Umgebung ausdehnen, damit wir ganz direkt auf der physischen Ebene mit anderen in Kontakt treten können. Mithilfe unserer physischen Hüllen können wir uns ausdrücken, mit anderen Menschen kommunizieren, uns in andere einfühlen und Informationen aus unserer Umgebung beziehen.

Obwohl unsere Hüllen und Körper von unterschiedlicher Struktur sind und verschiedene Funktionen haben, entstanden sie dennoch gemeinsam und ihre Aufgaben sind aufeinan-

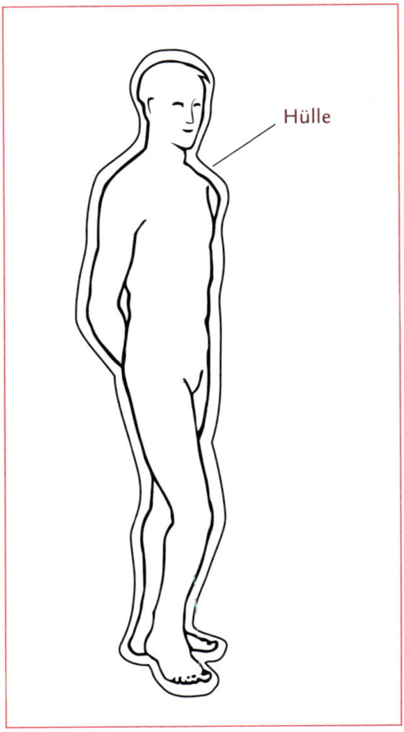

Abb. 14: Die Hüllen

der abgestimmt. Sie sichern unser Wohlbefinden und lassen unsere Beziehungen funktionieren. Sexuelle Ekstase und körperliche Liebe sind ein Produkt des Zusammenspiels aller Körper und Hüllen innerhalb unseres Energiefeldes. Wenn die physischen Körper und Hüllen gut und gesund funktionieren, sind sie das Medium, welches gewährleistet, dass uns Menschen und Erlebnisse auf der physischen Ebene »berühren« und erreichen. Ist das nicht der Fall und das obere und untere physische Chakra nicht richtig aktiv, werden unsere Körper und Hüllen nicht ausreichend mit Energie versorgt. Demzufolge ist man nur in sehr geringem Maße in der Lage, sein Inneres oder das anderer Menschen auf der physischen Ebene wirklich wahrzunehmen. Man fühlt sich, als wäre man aus sich selbst ausgesperrt - ohne Zugang -, und es wird die Feinfühligkeit, das Vertrauen und das Selbstgewahrsein fehlen, welches nötig ist, um körperliche Liebe in vollem Umfang erfahren zu können.

Versorgt werden unsere physischen Körper und Hüllen durch die beiden physischen Chakren - und sie stimmen ihre Funktionen auf die anderen Chakren unseres Energiesystems ab. Das obere physische Chakra befindet sich im Kopf direkt über und hinter der Rückseite des sechsten Chakras. Das untere physische Chakra befindet sich mitten im Becken vor und ungefähr fünf Zentimeter unter der Rückseite des zweiten Chakras (siehe auch Abb. 3, S. 46). Beide liefern den physischen Körpern die benötigte sexuelle Energie, um ihre Funktionen auszuführen und sich dem Rest unseres Energiefeldes anzupassen. Sie sorgen dafür, dass das gesamte Spektrum körperlicher Empfindungen - vor allem sexuelle Stimulation und sexuelles Vergnügen - zugänglich ist und dass wir gesund und vital bleiben.

Der Zustand dieser Chakren - inbesondere der des oberen physischen Chakras - bestimmt auch, wie gut die eigenen Wahrnehmungsorgane funktionieren und inwieweit man sich seiner Umwelt bewusst ist. Gemeinsam mit dem oberen und unteren ätherischen Chakra bilden die physischen Chakren die Brücke zwischen Energiesystem (und seinen Organen) und den physisch-materiellen Körpern (vor allem zum Nervensystem und den Wahrnehmungs- und Ausdrucksorganen).

Außerdem versorgen die physischen Chakren die Meridiane und Auren auf der physischen Ebene, damit man gegen die verführerischen und bezwingenden Machenschaften und den Einfluss des individuellen Verstandes und des Egos gewappnet ist. So können zum Beispiel einschränkende Glaubenssätze, die den Energiefluss abschnüren, viel weniger dafür sorgen, dass man sich nicht wirklich zentrieren kann.

Die physisch-materiellen Körper und ihre Chakren

Unser Körper aus Fleisch und Blut besteht genau genommen aus dem Zusammenspiel zweier Körper – dem oberen und dem unteren physisch-materiellen Körper. Auch sie bestehen letztendlich aus Energie. Dass man in der Regel nur einen Körper aus Fleisch und Blut wahrnimmt, liegt daran, dass das Gewahrseins direkt in die Welt der Materie eintaucht und erst von dort aus beginnt wahrzunehmen, ohne sich vorher der energetischen Gegebenheiten bewusst zu werden. Mit etwas Übung lässt sich jedoch durchaus erfahren, dass es sich um zwei Körper handelt und dass sie energetischer Natur sind.

Da es Energiekörper sind, geht ihre Bedeutung und Funktion über offensichtliche und grobstoffliche Angelegenheiten hinaus. In vielen Traditionen legt man großen Wert darauf, sie zu heiligen, mit Respekt zu behandeln und darauf zu achten, ihnen nicht zu schaden. Das zeugt von intuitiver Weisheit, denn die physisch-materiellen Körper haben direkten Kontakt mit dem physischen Körper und sind durch die physischen Körper mit den Energiekörpern im Energiefeld verbunden. Alles, was ihnen widerfährt, und alle Aktivitäten, die die gesunde Funktion der physisch-materiellen Körper behindert, stört auch die Funktionen der physischen Körper und der Energiekörper.

Auch die physisch-materiellen Körper werden von zwei Chakren versorgt. Das obere physisch-materielle Chakra befindet sich direkt unterhalb des Kinns ungefähr vier Zentimeter über dem fünften Chakra und das untere ungefähr acht Zentimeter unter dem weiblichen Ende des ersten Chakras. Beide sind genauso groß wie die anderen Chakren unseres Energiesystems, scheinen aber mit anderen energetischen Organen (z.B. den Meridianen) nicht verbunden zu sein (siehe Abb. 3,

S. 46). Wenn der Energiefluss durch diese Chakren durch Anspannungen vermindert ist, hat man ebenfalls keinen vollen Zugang zur gesamten Bandbreite seiner körperlichen Empfindungen, was ganz besonders das sexuelle Vergnügen nachhaltig stört. Blockaden in den physisch-materiellen Chakren führen zu Schwierigkeiten, sich zu motivieren, in der Welt voranzukommen und verursachen Probleme mit der Selbstachtung. Dann kann man die Funktionen des authentischen Verstandes – wie Wille, Verlangen, Glaube und Liebe – nur schwerlich manifestieren. Auch die eigene Stärke und das Durchhaltevermögen können beeinträchtigt sein.

Ein blockierter Energiefluss in den physisch-materiellen Chakren führt meist auch zu sexuellen Störungen wie Impotenz oder vorzeitige Ejakulation bei Männern und Orgasmusschwierigkeiten oder Frigidität bei Frauen. Beinahe jede Aversion gegen normale Sexualpraktiken kann auf eine Störung des Energieflusses in diesen Chakren zurückgeführt werden.

Wenn eine Blockade sehr stark ist und schon lange besteht, wird der Betroffene vielleicht schnell wütend, was er oft an nahestehenden Menschen auslässt, in Wirklichkeit aber stellt es den verzweifelten Versuch dar, sich selbst unter Kontrolle zu bekommen. Wenn wörtliche Ausbrüche nicht mehr ausreichen, versucht der Betroffene nicht selten, Erleichterung durch extreme Sexualpraktiken zu finden. Dabei kann er eine passive oder eine aktive Rolle einnehmen. Passiv wäre zum Beispiel das Ausleben von Fantasien, bei denen er sexuell unterwürfig ist. Eine aktive Rolle hingegen kann sehr explosiv ausfallen, sodass der Betroffene sogar zu sexuellem Missbrauch oder körperlicher Gewalt neigt.

Betroffene, die ihre Wut eher nach innen richten, entwickeln häufig ein Suchtverhalten, was meist auf Störungen in den ätherischen und physischen Ebenen hinweist, die sich ihren Weg bis in die physisch-materielle Ebene gebahnt haben. Ist der Energiefluss auf dieser Ebene gestört, kann die Ausschüttung von Botenstoffen, die normalerweise für Gefühle der Befriedigung und Vergnügen sorgen, gedrosselt sein. Die gestörte Körperchemie führt dann unter Umständen zu kompensatorischen körperlichen Abhängigkeiten, insbesondere wenn der Betroffene nicht in der Lage ist, sich selbst und seine unmittelbare Umgebung unter Kontrolle zu bringen.

Nur wenn unsere physisch-materiellen Chakren und Körper gesund funktionieren und zusammenarbeiten, können sie dafür sorgen, das gesamte mögliche Spektrum an körperlichen Empfindungen zu erfahren. Nur dann wird man in der Lage sein, die kleinen Schwingungen wahrzunehmen, die vom eigenen Sexualpartner ausgehen.

Ohne aktivierte physisch-materielle Chakren und ohne ausreichende, durch sie hindurchfließende sexuelle Energie ist das Empfindungsvermögen bei körperlicher Stimulation eingeschränkt oder gestört; der Betroffene hat das Gefühl, von sich selbst ausgesperrt zu sein. Man kann den eigenen Körper nicht vollständig spüren, das sexuelle Verlangen ist verringert und man wird Schwierigkeiten haben, sich in andere einzufühlen.

Das Aktivieren der physischen und der physisch-materiellen Chakren

Um sich gut zu erden, muss man zuerst das *obere und das untere physische Chakra* aktivieren und sich ganz auf ihre einzigartige Schwingung einlassen.

Setze dich dafür bequem und mit geradem Rücken hin. Wende nun die Yoga-Atmung an (S. 70 f.). Wenn du entspannt bist, zählst du von fünf bis eins und dann von zehn bis eins rückwärts. Entspanne deinen Körper mit der Standard-Methode (S. 58 f.) und sage: *»Es ist meine Absicht, mein Herz-Chakra zu aktivieren.«* Sobald es aktiviert ist, fügst du hinzu: *»Es ist meine Absicht, mein oberes physisches Chakra zu aktivieren.«* Nimm dir einige Momente, um die Veränderung genau zu spüren, und sage dann: *»Es ist meine Absicht, mein unteres physisches Chakra zu aktivieren.«* Wenn beide physischen Chakren aktiv sind, fügst du hinzu: *»Es ist meine Absicht, meine Wahrnehmungsorgane auf den Ebenen meiner beiden physischen Chakren nach innen zu richten.«*

Nimm dir 15 Minuten, um die Meditation zu genießen. Dann zähle von eins bis fünf und öffne die Augen. Du wirst dich vollkommen entspannt fühlen, hellwach und besser als zuvor.

Um die beiden *physisch-materiellen Chakren* zu aktivieren, gehst du genauso vor wie bei den physischen Chakren. Du beginnst mit der Yoga-Atmung, zählst dann rückwärts und entspannst anschließend mit der Standard-Methode die Körpermuskulatur.

Dann aktivierst du dein Herz-Chakra, indem du bekräftigst: *»Es ist meine Absicht, mein Herz-Chakra zu aktivieren.«* Anschließend sagst du: *»Es ist meine Absicht, mein oberes physisch-materielles Chakra zu aktivieren«*, und erst nachdem du eine Weile hingespürt hast, fügst du hinzu: *»Es ist meine Absicht, mein unteres physisch-materielles Chakra zu aktivieren.«* Sobald beide Chakren aktiviert sind, sagst du: *»Es ist meine Absicht, meine Wahrnehmungsorgane auf der Ebene meiner beiden physisch-materiellen Chakren nach innen zu richten.«*

Nimm dir 15 Minuten Zeit, um die Meditation zu genießen, und zähle dann von eins bis fünf. Bei fünf öffnest du die Augen. Du wirst hellwach sein, vollkommen entspannt und dich besser fühlen als zuvor.

Der individuelle Verstand und das Ego

Sowie man sich in seinem Herz-Chakra zentriert, zieht man sich selbst und das eigene Gewahrsein aus der dichten, schweren Energie heraus, die den individuellen Verstand und das Ego ausmachen, und zentriert sich stattdessen in seinem authentischen Verstand. Nur dann ist man in der materiellen Welt fest geerdet. Um zu verdeutlichen, wie wichtig das ist, werde ich an dieser Stelle ein wenig mehr auf den authentischen Verstand eingehen und deutlich machen, was ihn vom individuellen Verstand und vom Ego unterscheidet.

Ich habe ja in diesem Buch anfänglich bereits erwähnt, dass einschränkende Glaubenssätze und der karmische Ballast, den jeder von Leben zu Leben mit sich schleppt, aus schweren, dichten Energien zusammengesetzt ist (siehe S. 22 ff.). Wenn diese Energien ihre Funktionen miteinander vereinen und sich sozusagen »verbünden«, entsteht das, was wir den *individuellen Verstand* und das *Ego* nennen.

Viele Menschen halten diesen Zusammenschluss individueller Energien für ihr eigentliches Wesen, mit dem sie ihre Umgebung und sich selbst wahrnehmen und mit dessen Hilfe sie sich ausdrücken. In Wahrheit aber sind sie weder ursprünglicher oder notwendiger Bestandteil des menschlichen Energiesystems oder des authentischen Verstandes. Sie besitzen keine feste Struktur, sondern bestehen vielmehr aus dem, was sich durch vergangene Taten, Entscheidungen und Ereignisse an individueller Energie angesammelt hat.

Sowohl der individuelle Verstand als auch das Ego bestehen aus einem Zusammenschluss unterschiedlicher Energiefelder, die ausschließlich individuelle, aber keine universellen Eigenschaften aufweisen. Dazu gehören Eigenschaften wie Verzweiflung, Zorn, Abhängigkeit, Melancholie und viele andere mehr. Obwohl ihre Anzahl unüberschaubar hoch ist, haben sie doch alle etwas gemeinsam – sie besitzen die Fähigkeit, ihren Willen und ihre unauthentischen Verlangen in unserem Bewusstsein auftauchen zu lassen; und sie können eigenes Gewahrsein, eigene Emotionen, Gefühle und Empfindungen hervorbringen. Jedes dieser individuellen Felder kann für sich allein existieren. Wenn sich aber mehrere davon zusammenschließen, besitzen sie das Potenzial, unsere Wahrnehmung von Menschen, Orten und Dingen zu filtern, uns selektiv wahrnehmen zu lassen oder Wahrnehmungen sogar vollständig zu verzerren.

Zwar können diese individuellen Felder Gedanken, Einstellungen, Emotionen, Gefühle und unauthentische Verlangen hervorrufen, doch sie sind unfähig, Vergnügen, Liebe, Intimität und Freude hervorzubringen und auszudrücken.

Allerdings schaffen sie es, die Funktionen des authentischen Verstandes an sich zu reißen und als »falscher« Verstand in Erscheinung zu treten, was die eigene Fähigkeit, sexuelle Ekstase und Liebe zu verwirklichen, nachhaltig stören oder sogar vereiteln kann.

Wenn man sich zum Beispiel dauernd Sorgen macht, sich selbst oder andere ständig verurteilt oder unter dem Zwang steht, sich mit anderen zu vergleichen, kann man sicher sein, dass der individuelle Verstand und das Ego dahinterstecken und dass die eigenen Handlungen von unauthentischen Verlangen angetrieben sind. All das stört den gesunden Energiefluss im eigenen Energiefeld und hält uns davon ab, im authentischen Verstand gegenwärtig zu sein.

Der authentische Verstand und wie man sich darin zentriert

Unser authentischer Verstand ist ebenso wie das Universum aus dem Universellen Bewusstsein entstanden und bleibt stets mit ihm verbunden. Das Universelle Bewusstsein ist Schöpfer des authentischen Verstandes und die Quelle sexueller Energie, die den authentischen Verstand unaufhörlich nährt und versorgt. Genau das ist auch der Grund, warum wir sexuelle Ekstase und Liebe in ihrer ganzen Fülle erleben können. Allerdings muss man dafür richtig in seinem Energiefeld zentriert sein, den Fluss sexueller Energie erhöhen und sich richtig erden. Der authentische Verstand ist wie ein riesiger Organismus, der in allen Dimensionen gleichzeitig existiert. Er besteht aus zahlreichen Energiekörpern mit verschiedenen Funktionen, dem Energiesystem, das diese Körper mit sexueller Energie versorgt, den Wahrnehmungsorganen und den Organen unseres Nervensystems, die uns erlauben, in der materiellen Welt zu funktionieren und Vergnügen, Freude und Erregung zu erleben, die körperliche Liebe und Ekstase mit sich bringen.

In der nun folgenden Meditation werden Sie Ihr Herz-Chakra aktivieren und sich anschließend darin zentrieren. Das stärkt den Fluss sexueller Energie und zentriert Sie gleichzeitig in Ihrem authentischen Verstand.

Setze dich für die Meditation wieder bequem und mit geradem Rücken hin, schließe deine Augen und wende eine Weile die Yoga-Atmung an (S. 70 f.). Zähle dann von fünf bis eins und anschließend von zehn bis eins rückwärts. Anschließend entspannst du mit der Standard-Methode (S. 58 f.). Der erste Satz, den du bekräftigst, lautet: *»Es ist meine Absicht, mein Herz-Chakra zu aktivieren.«* Nimm dir einige Momente Zeit, um den verstärkten Energiefluss durch dein Herz-Chakra zu genießen. Ein Gefühl von Leichtigkeit wird sich einstellen, das mehr und mehr zunimmt, und du wirst dich sehr wohlfühlen. Gedanken werden sich auflösen und du wirst spüren, dass du fest in deinem Energiefeld verankert bist. Diese Erfahrung lässt sich noch intensivieren, indem du sagst: *»Es ist meine Absicht, meine Wahrnehmungsorgane auf der Ebene meines Herz-Chakras nach innen zu richten.«*

Bleibe jetzt für 15 Minuten in deinem Herz-Chakra zentriert.

Wenn du den Drang spürst, abzudriften oder irgendwelchen Gedanken, Emotionen oder Gefühlen zu folgen, versuche, diesem Drang zu widerstehen – diese Dinge kommen aus dem individuellen Verstand und Ego und versuchen nur, dich aus deinem authentischen Zustand wieder »herauszulocken«. Bedenke: Nur Energie mit individuellen Eigenschaften kommt in Wellen oder in Form von Feldern – so wie Gedanken und Gefühle. Und wenn man ihnen »folgt« und sich auf sie einlässt, landet das eigene Gewahrsein ganz schnell wieder im individuellen Verstand und Ego.

Nach 15 Minuten zählst du von eins bis fünf, kehrst langsam wieder in deinen normalen Bewusstseinszustand zurück und öffnest die Augen. Du wirst dich hellwach fühlen, vollkommen entspannt und besser als zuvor.

Den Körper mit sexueller Energie füllen und das Körper-in-Einklang-Mudra

Da Sie nun wissen, wie Sie sich im authentischen Verstand zentrieren können, werden Sie Ihr Energiefeld auf den physischen und physisch-materiellen Dimensionen mit sexueller Energie füllen können. Anschließend mache ich Sie mit dem *Körper-in-Einklang-Mudra* vertraut.

Seit ewigen Zeiten schon versuchen Menschen, sich mit den verschiedensten Methoden richtig zu erden. Die gründlichste und stabilste Erdung können Sie erlangen, wenn Sie Ihre physischen und physisch-materiellen Chakren aktivieren, sich im authentischen Verstand zentrieren und Ihr Energiefeld in den physischen und physisch-materiellen Dimensionen mit sexueller Energie füllen. Wenn Sie dann noch das *Körper-in-Einklang-Mudra* anwenden, steht einer festen und stabilen Erdung nichts mehr im Wege. Und nur mit fester Erdung ist es möglich, sexuelle Ekstase und (körperliche) Liebe wirklich und dauerhaft zu erfahren.

Um die physischen und physisch-materiellen Dimensionen mit sexueller Energie zu füllen, führe dieselben vorbereitenden Schritte durch wie in den vorhergehenden Meditationen.

Der erste Satz, den du in dieser Meditation anwendest, lautet: *»Es ist meine Absicht, mein Herz-Chakra zu aktivieren und mich darin zu zentrieren.«* Sobald das gelungen ist, fügst du hinzu: *»Es ist meine Absicht, mein oberes physisches Chakra zu aktivieren«*, und direkt im Anschluss: *»Es ist meine Absicht, mein unteres physisches Chakra zu aktivieren.«* Genieße die einzigartige Schwingung für einige Momente und sage dann: *»Es ist meine Absicht, mein oberes physisch-materielles Chakra zu aktivieren«*, und anschließend: *»Es ist meine Absicht, mein unteres physisch-materielles Chakra zu aktivieren.«*

Wenn du all diese Chakren aktiviert hast, bekräftige nacheinander und mit jeweils kleinen Pausen folgende vier Sätze:

»Es ist meine Absicht, mein Energiefeld auf der oberen physischen Dimension mit sexueller Energie zu füllen.« Danach folgt: *»Es ist meine Absicht, mein Energiefeld auf der unteren physischen Dimension mit sexueller Energie zu füllen.«* Sobald dies geschehen ist, sagst du: *»Es ist meine Absicht, mein Energiefeld auf der oberen physisch-materiellen Dimension mit sexueller Energie zu füllen.«* Nun bekräftigst du: *»Es ist meine Absicht, mein Energiefeld auf der unteren physisch-materiellen Dimension mit sexueller Energie zu füllen.«*

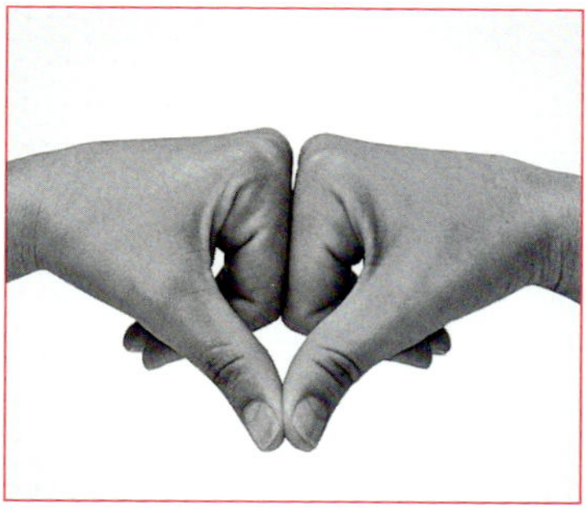 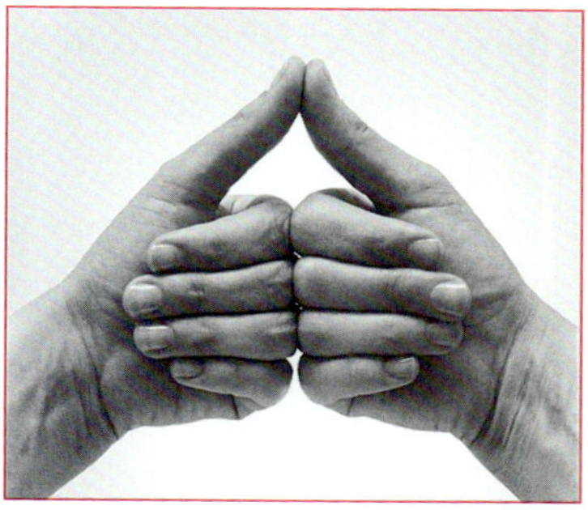

Abb. 15: Das Körper-in-Einklang-Mudra

Um die Erfahrung noch intensiver werden zu lassen, kannst du anschließend hinzufügen: *»Es ist meine Absicht, meine Wahrnehmungsorgane nach innen zu richten.«*

Das bereits angekündigte *Körper-in-Einklang-Mudra* sollte direkt im Anschluss an diese Meditation angewandt werden. Es sorgt dafür, dass sich unsere physischen und physisch-materiellen Körper mit dem Rest unseres authentischen Verstandes in Einklang befinden und erst das schafft die Möglichkeit, sich wirklich und vollständig zu erden.

Nachdem du deine Wahrnehmungsorgane wie oben beschrieben nach innen gerichtet hast, öffne für das Mudra langsam die Augen, aber fokussier sie auf nichts. Lege deine Zungenspitze an die Stelle im Mund, wo deine Vorderzähne in den Gaumen übergehen. Dann legst du deine Daumenkuppen von der Spitze bis zum ersten Gelenk aneinander. Alle übrigen Finger rollst du Richtung Handfläche und legst sie zwischen zweitem Fingergelenk und Knöchel aneinander (siehe Abb. 15). Schließe deine Augen wieder, bleibe geerdet und halte das Mudra für zehn Minuten. Dann zählst du von eins bis fünf, löst das Mudra und öffnest die Augen. Du wirst dich hellwach fühlen, vollkommen entspannt und besser als zuvor.

Erst mit richtiger und fester Erdung wird einem klar, wie viel einem entgeht, wenn man nicht wirklich geerdet ist. Dann kommen nämlich nicht nur sexuelle Ekstase und körperliche Liebe zu kurz – auch die eigene Klarheit leidet darunter. Die Sinne sind wie vernebelt, und man wird kaum Zugang haben zu der kindlichen Freude, die normalerweise ganz von selbst aus dem eigenen Energiesystem auftaucht und die eigentlich unser Geburtsrecht ist.

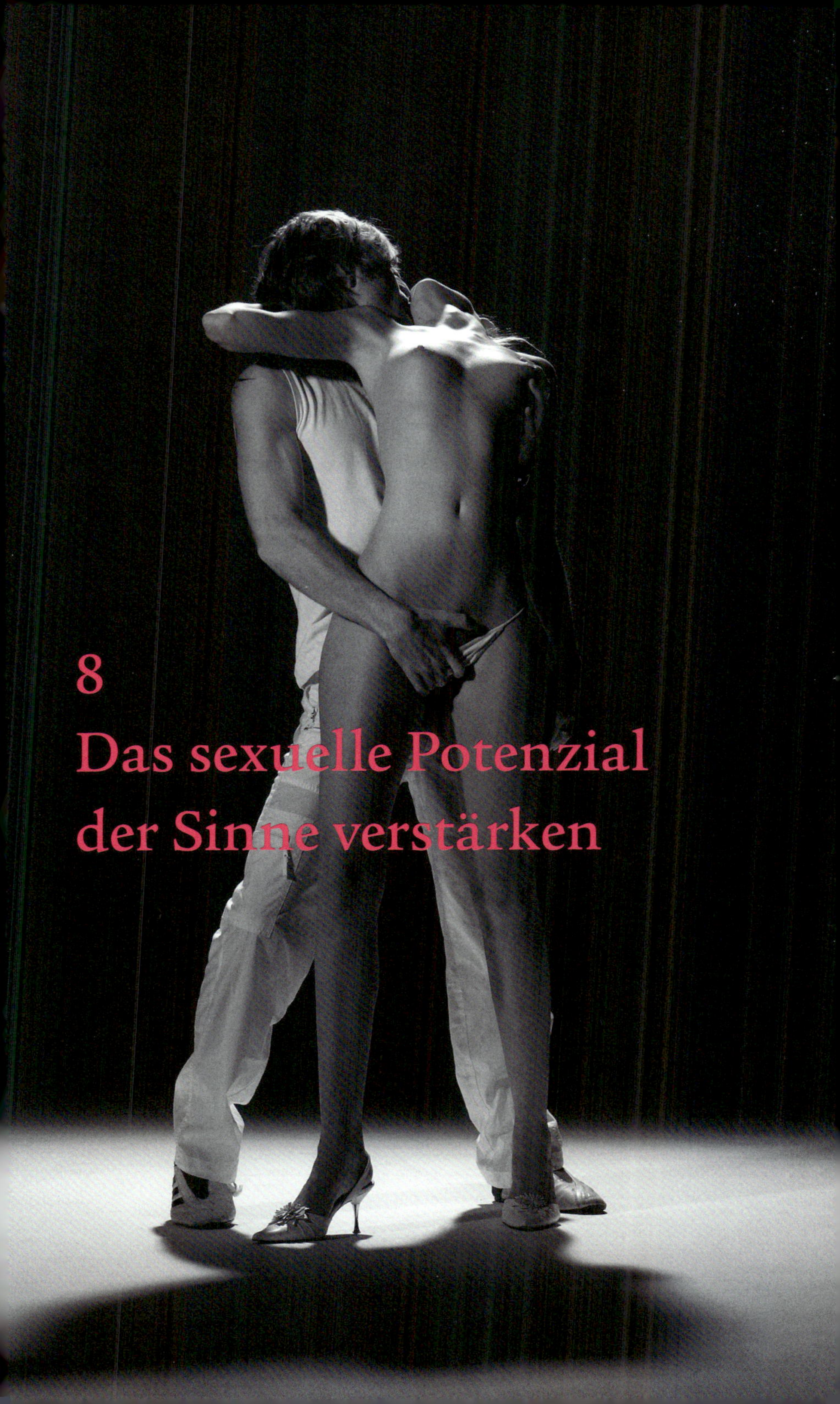

8
Das sexuelle Potenzial der Sinne verstärken

Einen weiteren Schritt auf der Reise hin zu sexueller Ekstase und wahrer Intimität möchte ich Ihnen im Folgenden vorstellen. Sie werden lernen, Ihren Hör-, Seh-, Geruchs-, Geschmacks- und Tastsinn einzusetzen, um mehr sexuelle Ekstase und körperliche Liebe erfahren zu können. Auch wenn es Ihnen bisher nicht bewusst war: Ihre Fähigkeit, die Umwelt mit Ihren Wahrnehmungsorganen zu erfahren, ist von den Organen Ihres Energiesystems abhängig – ganz besonders den Chakren, das habe ich in den vorangegangenen Kapiteln immer wieder betont. Deshalb ist es auch möglich, die Sinne zu stärken, wenn man die entsprechenden Chakren aktiviert. So lässt sich ganz gezielt für mehr sexuelle Ekstase und körperliche Liebe sorgen.

Viele Menschen haben den vollen Zugang zu ihrem sinnlichen Potenzial verloren, weil ihre Sinne von dichter karmischer Energie belagert sind, die ihre Sinne trübt und so den freien Austausch und die Wahrnehmung sexueller Energie verhindert. Wenn man das sexuelle Potenzial bestimmter Chakren verstärkt, kann man diesem Effekt entgegenwirken. Und sobald alle Sinne belebt sind, lässt sich das eigene Sexual- und Liebesleben in ganz erstaunlicher Weise bereichern.

Das Erwecken der Sinne durch Aktivierung der Chakra-Paare

Wie ich in diesem Buch bereits erläutert habe, besitzen Sie außer den dreizehn Chakren in Ihrem Körper auch Chakren über und unter dem Körper (siehe Abb. 1, S. 21). Über dem Körper beginnen sie ungefähr fünf Zentimeter über Ihrem Kopf und erstrecken sich bis zu sechs Meter in die Höhe. Die Chakren unter dem Körper beginnen direkt unterhalb des ersten Chakras und reichen bis zu sechs Meter in die Tiefe. Vom Aufbau her sind alle Chakren identisch, allerdings sind die Chakren, wie bereits erwähnt auf S. 112, über und unter dem Körper um ungefähr 40 Prozent kürzer.

In diesem Kapitel werden wir uns die ersten sechs Chakren unterhalb des Körpers genauer vornehmen, denn sie haben – zusammen mit den entsprechenden Chakren innerhalb des Körpers – den größten Einfluss auf unsere fünf Sinne, da sie für deren Regulierung verantwortlich sind.

In vielen tantrischen Schriften wird beschrieben, wie wichtig es ist, sich zu berühren, zu riechen, zu schmecken, zu hören und zu sehen und diese Dinge zu genießen, wenn man sexuelle Ekstase und Eros in ganzer Tiefe realisieren will. Die Aktivierung der Chakren in und unter dem Körper kann viel zu dieser Erfahrung beitragen.

Die nun folgenden Meditationen bestehen aus jeweils drei Schritten und werden einen oder zwei Sinne erwecken.

Zunächst hat man dafür ein entsprechendes Chakra-Paar zu aktivieren. Wenn Sie zum Beispiel Ihren *Tastsinn* verbessern möchten, aktivieren Sie das dritte Chakra innerhalb des Körpers und das dritte Chakra unter Ihrem Körper. Dann werden Sie in diesen beiden Dimensionen gegenwärtig und richten Ihren Tastsinn anschließend in diesen Dimensionen nach innen. Es werden also nicht wie in den anderen Meditationen alle Wahrnehmungsorgane nach innen gerichtet, sondern nur die, die dem jeweiligen Sinn entsprechen. Dadurch wird er erweckt und belebt und kann das eigene Sexleben und Beziehungen viel sinnlicher und befriedigender werden lassen.

Wenn Sie Ihren *Geruchs- und Geschmackssinn* verbessern möchten, aktivieren Sie Ihr fünftes und Ihr fünftes Chakra unter dem Körper, da diese beiden den Geruchs- und Geschmackssinn regulieren.

Wenn Sie Ihren *Seh- und Hörsinn* intensivieren möchten, dann aktivieren Sie Ihr sechstes Chakra sowie das sechste Chakra unter Ihrem Körper.

Meditation für die Erweckung des Tastsinns

Um zu beginnen, setze dich gerade und bequem hin, schließe deine Augen und gehe in die Yoga-Atmung (S. 70 f.). Nun zählst du von fünf bis eins und dann von zehn bis eins rückwärts. Anschließend entspannst du mit der Standard-Methode (S. 58 f.). Danach sagst du den Satz: »*Es ist meine Absicht, mein Herz-Chakra zu aktivieren und mich darin zu zentrieren.*« Nimm dir einige Momente Zeit, um die Veränderung zu genießen, und sage dann: »*Es ist meine Absicht, mein drittes Chakra zu aktivieren.*« Sobald es aktiv ist, fügst du hinzu: »*Es ist meine Absicht, mein drittes Chakra unter meinem Körper zu aktivieren.*« Nach weiteren ein bis zwei Minuten bekräftigst du: »*Es ist meine Absicht, auf der Ebene meines dritten Chakras und meines dritten Chakras unter meinem Körper gegenwärtig zu werden.*« Sobald du spürst, dass du gegenwärtig geworden bist, sagst du: »*Es ist meine Absicht, die Wahrnehmungsorgane, die für meinen Tastsinns verantwortlich sind, nach innen auf die Ebenen meines dritten Chakras und meines dritten Chakras unter meinem Körper zu richten.*« Nimm dir 15 Minuten Zeit, damit sich die Wirkung der Meditation voll entfalten kann. Danach zählst du von eins bis fünf und öffnest die Augen. Du wirst dich hellwach fühlen, vollkommen entspannt sein und die positive Wirkung eines frisch gestärkten und neu erwachten Tastsinns voll und ganz genießen können.

Meditation für die Erweckung des Geschmacks- und Geruchssinns

Unser Geschmacks- und Geruchssinn sind so eng miteinander verwandt, dass unser fünftes Chakra und das fünfte Chakra unter unserem Körper für beide gleichermaßen verantwortlich sind. Um den Geschmacks- und Geruchssinn zu erwecken, bekräftigen Sie nach denselben vorbereitenden Schritten wie bei den anderen Meditationen folgende Sätze:

»Es ist meine Absicht, mein Herz-Chakra zu aktivieren und mich darin zu zentrieren.« Dann fügst du hinzu: *»Es ist meine Absicht, mein fünftes Chakra und mein fünftes Chakra unter meinem Körper zu aktivieren.«* Sobald sie aktiviert sind, sage: *»Es ist meine Absicht, auf der Ebene meines fünften Chakras und meines fünften Chakras unter meinem Körper gegenwärtig zu werden.«*

Lass dir nach jedem Satz einen Moment Zeit. Jetzt leitest du den dritten Schritt der Meditation ein und bekräftigst: *»Es ist meine Absicht, die Wahrnehmungsorgane, die für meinen Geschmacks- und Geruchssinn verantwortlich sind, auf den Ebenen meines fünften Chakras und meines fünften Chakras unter meinem Körper nach innen zu richten.«*

Nimm dir wieder 15 Minuten Zeit, um die Wirkung vollständig zu genießen. Dann zählst du langsam von eins bis fünf und öffnest die Augen. Du fühlst dich jetzt vollkommen entspannt und wach, und du wirst deutlich wahrnehmen können, um wie viel reicher deine Fähigkeit zu riechen und zu schmecken geworden ist.

Meditation für die Erweckung des Seh- und Hörsinns

Um den Seh- und Hörsinn zu verbessern, aktivieren Sie Ihr sechstes Chakra und das sechste Chakra unter Ihrem Körper. Dann werden auch die dazugehörigen Dimensionen gegenwärtig. Anschließend richten Sie Ihre Wahrnehmungsorgane in diesen Dimensionen nach innen.

Wie immer beginnst du mit den Entspannungsmaßnahmen. Dann folgt der erste Satz: *»Es ist meine Absicht, mein Herz-Chakra zu aktivieren und mich darin zu zentrieren.«* Nach einem kurzen Moment fügst du hinzu: *»Es ist meine Absicht, mein sechstes Chakra zu aktivieren.«* Sobald es aktiviert ist, bekräftigst du: *»Es ist meine Absicht, mein sechstes Chakra unter meinem Körper zu aktivieren.«* Nimm dir ein bis zwei Minuten Zeit, um die Veränderung zu genießen. Dann sagst du: *»Es ist meine Absicht, auf der Ebene meines sechsten Chakras und meines sechsten Chakras unter meinem Körper gegenwärtig zu werden.«* Sobald du gegenwärtig geworden bist, fügst du hinzu: *»Es ist meine Absicht, die Wahrnehmungsorgane, die für meinen Seh- und Hörsinn verantwortlich sind, auf der Ebene meines sechsten Chakras und meines sechsten Chakras unter meinem Körper nach innen zu richten.«*

Nimm dir 15 Minuten Zeit, um die Meditation wirken zu lassen. Dann zählst du von eins bis fünf und öffnest die Augen. Du wirst dich hellwach fühlen, vollkommen entspannt und gleich spüren können, wie viel ausgeprägter dein Seh- und Hörsinn geworden sind.

Jede dieser Meditationen lässt sich allein anwenden oder als Teil eines regulären Energiearbeitsprogramms – so kann man seine Sinne pflegen und sie vor neuen Blockaden schützen. Empfehlenswert ist auch, sie auszuführen, direkt bevor man Sex hat. Ein gesteigerter Tastsinn kann eine überaus bereichernde Erfahrung sein, wenn man seinen Partner berührt oder auch, wenn man sich selbst verwöhnt.

Meditation für Sinnlichkeit

In dieser Meditation werden Sie alle Ihre Sinne zusammen erwecken, um Ihr Erleben sexueller Ekstase und körperlicher Liebe noch intensiver werden zu lassen. Auch hier aktivieren und zentrieren Sie sich zunächst einmal in Ihrem Herz-Chakra. Dann aktivieren Sie Ihr drittes, fünftes und sechstes Chakra und die entsprechenden Chakren unter Ihrem Körper.

Sobald Sie in den aktivierten Dimensionen gegenwärtig werden und Ihre Wahrnehmungsorgane nach innen richten, werden alle Ihre Sinne ihr volles Potenzial entfalten können und durch Ihr Energiefeld wird ein gesunder und starker Strom sexueller Energie fließen.

Setze dich bequem und mit geradem Rücken hin. Wende nun die Yoga-Atmung an (S. 70 f.). Anschließend zählst du von fünf bis eins und dann von zehn bis eins rückwärts. Nun entspannst du deine Körpermuskulatur mit der Standard-Methode (S. 58 f.). Anschließend sagst du: *»Es ist meine Absicht, mein Herz-Chakra zu aktivieren und mich darin zu zentrieren.«* Nach einer Weile fügst du hinzu: *»Es ist meine Absicht, mein drittes Chakra und mein drittes Chakra unter meinem Körper zu aktivieren.«* Lass dir ein bis zwei Minuten Zeit, bevor du fortfährst: *»Es ist meine Absicht, mein fünftes Chakra und mein fünftes Chakra unter meinem Körper zu aktivieren«*, und anschließend: *»Es ist meine Absicht, mein sechstes Chakra und mein sechstes Chakra unter meinem Körper zu aktivieren.«*

Sobald du all diese Chakren aktiviert hast, sagst du: *»Es ist meine Absicht, auf den Ebenen meines dritten, fünften und sechsten Chakras in und unter meinem Körper gegenwärtig zu werden«*, und nach weiteren ein bis zwei Minuten: *»Es ist meine Absicht, meine Wahrnehmungsorgane auf den Ebenen meines dritten, fünften und sechsten Chakras in und unter meinem Körper nach innen zu richten.«*

Nimm dir 15 Minuten, um die Meditation zu genießen. Dann zählst du von eins bis fünf und öffnest die Augen. Du wirst dich hellwach und vollkommen entspannt fühlen und genießen können, wie herrlich es ist, wenn alle Sinne gleichzeitig zu neuem Leben erwacht sind.

Die Meditation der intimen Berührung – für Paare

Die letzte Meditation in diesem Kapitel widmet sich der intimen Berührung. Sie ist für Paare gedacht und führt zu einer erhöhten Sensitivität der Sinne, die man anschließend gemeinsam erleben und feiern kann. In dieser Meditation werden Ihre Hände und deren Fähigkeit, sexuelle Energie und Liebe auszustrahlen, eine große Rolle spielen. Den größten Effekt erreicht man, wenn man die Meditation anwendet, unmittelbar bevor man miteinander intim wird.

Beide Partner aktivieren dafür ihr drittes Chakra und ihr drittes Chakra unter dem Körper und anschließend die kleinen Energiezentren in den Händen – denn auch sie besitzen sexuelles Potenzial. Die kleinen Energiezentren in den Händen und Füßen vervollständigen die Funktionen der Chakren – besonders der physischen, der physisch-materiellen und der ätherischen Chakren – und sie stimmen ihre Funktionen mit den anderen Chakren und den Meridianen des menschlichen Energiesystems ab (siehe auch S. 81 ff., 128 ff.).

Im Gegensatz zu den regulären Chakren sind sie jedoch keine Tore für sexuelle Energie. Es handelt sich eher um Aktivitätszentren, die durch das funktionale Zusammenspiel der Hauptmeridiane entstehen, die durch die Hände und Füße laufen. In den Handflächen wird dies erreicht durch das Zusammenspiel des *Yang-Yu-* und *Yin-Yu-*Meridians und in den Fußsohlen durch den *Yin-Chao* und *Yang-Chao* (siehe auch Abb. 9, S. 80).

Die kleinen Energiezentren helfen – wie die Meridiane – dabei, sexuelle Energie durch unser gesamtes Energiesystem bis in die physisch-materiellen Körper hineinzubefördern. Außerdem regeln sie den Druck im Energiesystem, was nicht nur wichtig für unsere Gesundheit, sondern auch die unserer

Beziehungen ist. Und sie sind ein wichtiger Faktor, wenn es darum geht, die Kreativität und Absicht sowie den Willen und das Verlangen des authentischen Verstandes im physisch-materiellen Universum zu manifestieren.

Wenn sie gut funktionieren, kann sexuelle Energie ausreichend und kontinuierlich durch die Arme und den Rest unseres Energiesystems fließen. Sobald man sich dann gegenseitig berührt, verwöhnt und streichelt, kommt man voll und ganz in ihren Genuss und spürt, wie die Energie unaufhörlich durch die eigenen Hände fließt.

In der nun folgenden Meditation soll dafür gesorgt werden, dass sich das sexuelle Potenzial der kleinen Energiezentren optimal entfalten und sexuelle Energie frei durch sie hindurchfließen kann.

Um zu beginnen, setzt euch so gegenüber, dass ihr euch gerade noch berühren könnt. Dann schließt eure Augen und geht in die Yoga-Atmung (S. 70 f.). Ihr zählt von fünf bis eins und dann von zehn bis eins rückwärts. Mit der Standard-Methode (S. 58 f.) entspannt ihr eure Körpermuskeln und sagt anschließend gemeinsam den ersten Satz: *»Es ist meine Absicht, mein Herz-Chakra zu aktivieren und mich in meinem Herz-Chakra zu zentrieren.«* Dann bekräftigt ihr: *»Es ist meine Absicht, mein drittes Chakra zu aktivieren«*, und nach einer kurzen Pause: *»Es ist meine Absicht, mein drittes Chakra unter meinem Körper zu aktivieren.«*

Lasst eine kleine Weile verstreichen und sagt dann: *»Es ist meine Absicht, meine Wahrnehmungsorgane nach innen auf die Ebene meines dritten Chakras und meines dritten Chakras unter meinem Körper zu richten.«* Wartet wieder einen kleinen Moment, bis ihr den nächsten Satz aussprecht: *»Es ist meine Absicht, das kleine Energiezentrum in meiner rechten Handfläche zu aktivieren«*, und anschließend: *»Es ist meine Absicht, das kleine Energiezentrum in meiner linken Handfläche zu aktivieren.«*

Sobald die kleinen Energiezentren in den Handflächen aktiviert sind, könnt ihr langsam beginnen, euch gegenseitig zu berühren. Jetzt kann die freigesetzte sexuelle Energie frei zwischen euch beiden fließen und ihr solltet das dadurch entstehende Vergnügen in vollen Zügen genießen können.

Nehmt euch dafür ungefähr zehn Minuten Zeit. Dann zählt ihr von eins bis fünf und öffnet die Augen.

Sowie man diese Meditation beherrscht, kann sie zu einem festen Bestandteil des gemeinsamen Vorspiels werden. So lässt sich viel mehr sexuelle Energie miteinander austauschen, was nicht nur die gegenseitige sexuelle Anziehungskraft stärkt, sondern auch die eigene Fähigkeit, sich in den anderen einzufühlen.

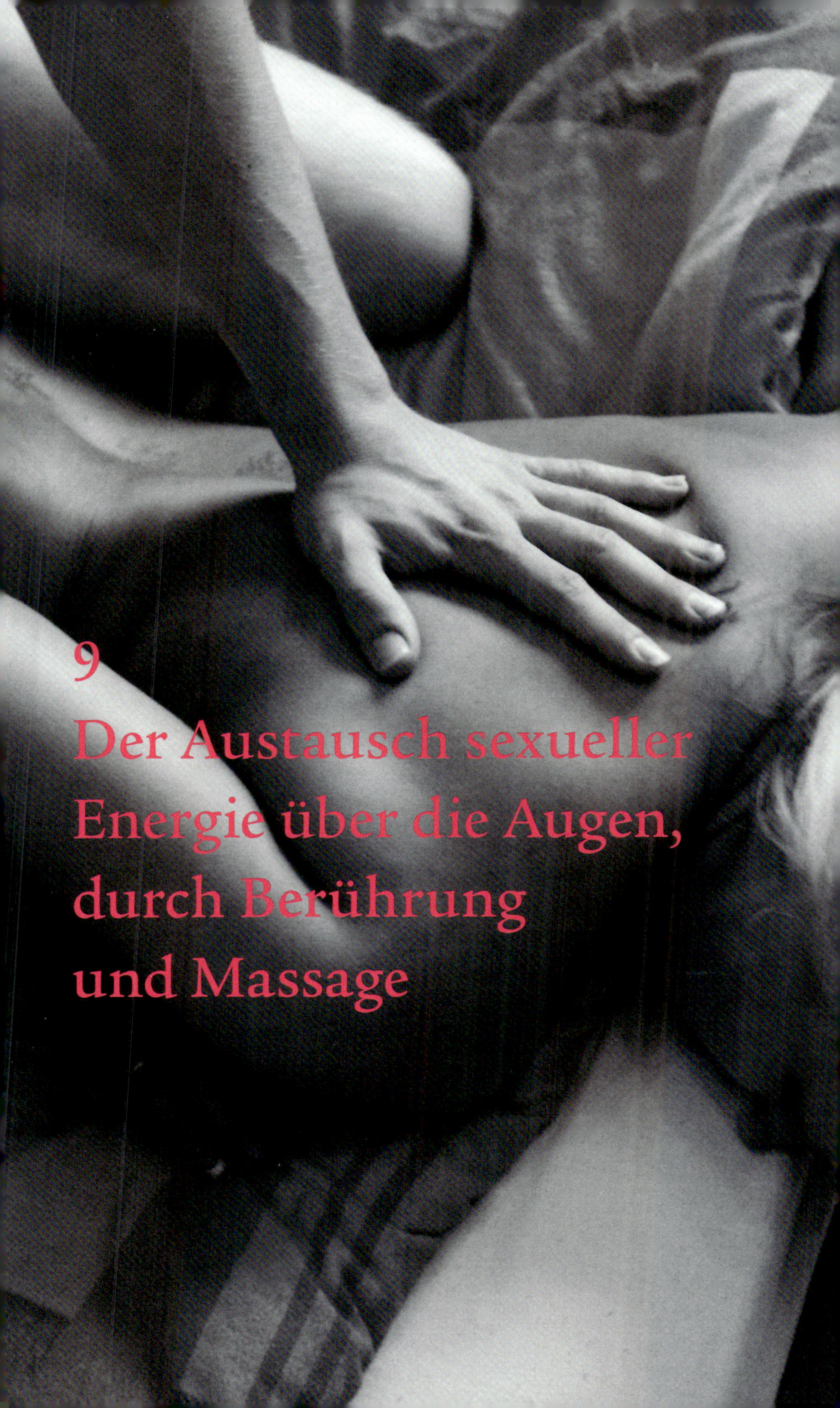

9
Der Austausch sexueller Energie über die Augen, durch Berührung und Massage

In diesem Kapitel werde ich noch weiter darauf eingehen, wie sich sexuelle Energie und Liebe über den Seh- und Tastsinn durch gegenseitiges Anschauen, durch Berührung und sinnliche Massage mit einem Partner austauschen lässt.

Im sechsten Kapitel des Matthäus-Evangeliums steht, dass man in den Augen eines Menschen das Licht des Körpers sehen kann, und sicherlich ist auch Ihnen schon einmal aufgefallen, dass Menschen, die viel Energie über ihre Augen ausstrahlen, große Anziehungskraft besitzen. Was allerdings die wenigsten wissen, ist, dass ein starker, mit Energie aufgeladener Blick zwischen zwei Menschen die gegenseitige sexuelle Anziehungskraft und damit auch ihre Liebe stärken kann. Unsere Augen besitzen das Potenzial, sowohl das Verlangen und den Willen als auch die Absicht des authentischen Verstandes zu übermitteln; das heißt, über sie können wir universelle Eigenschaften mit dem Partner austauschen.

Alles, was Sie dafür tun müssen, ist zu lernen, Ihren Blick mit universeller Energie aufzuladen und sie über die Augen ausstrahlen zu lassen. Achten Sie aber sehr darauf, dass sich der individuelle Verstand und das Ego nicht einmischen, sonst strahlt nämlich keine universelle Energie aus den Augen, sondern individuelle, karmische Energie. Um das zu verhindern, gibt es die Spiegelbild-Meditation. Sie kann Ihnen helfen, universelle Energie frei fließen zu lassen. Dafür brauchen Sie einen großen Spiegel, den Sie im Abstand von ungefähr einem Meter vor sich aufstellen und in dem Sie Ihr Gesicht gut sehen können.

Die Spiegelbild-Meditation

Setze dich bequem und gerade hin, schließe deine Augen und gehe in die Yoga-Atmung (S. 70 f.). Nun zählst du von fünf bis eins und dann von zehn bis eins rückwärts. Danach durchläufst du die

Standard-Methode (S. 58 f.). Anschließend sagst du: *»Es ist meine Absicht, mein Herz-Chakra zu aktivieren und mich in meinem Herz-Chakra zu zentrieren.«* Dann fügst du hinzu: *»Es ist meine Absicht, mein sechstes Chakra und mein sechstes Chakra unter meinem Körper zu aktivieren.«* Warte einen Augenblick, bis sich die energetische Veränderung vollständig eingestellt hat. Dann bekräftigst du: *»Es ist meine Absicht, in meinem authentischen Verstand auf der Ebene meines sechsten Chakras und meines sechsten Chakras unter meinem Körper gegenwärtig zu werden.«*

Sobald du spürst, dass du gegenwärtig bist, öffne deine Augen und beginne, dich selbst im Spiegel zu betrachten. Achte bitte darauf, den Blick nicht zu sehr zu fokussieren. Anschließend bekräftigst du: *»Es ist meine Absicht, meine Wahrnehmungsorgane auf der Ebene meines sechsten Chakras und meines sechsten Chakras unter meinem Körper nach innen zu richten.«* Nach ein bis zwei Minuten fügst du hinzu: *»Es ist meine Absicht, sexuelle Energie über meine Augen auszustrahlen.«*

Tu nichts weiter. Bemüh dich auch nicht, zu verstehen, was jetzt passiert oder passieren könnte, oder den Prozess willentlich oder mit irgendeiner Form von Nachdruck anzuschieben. Genieße einfach, was jetzt geschieht – sexuelle Energie wird ganz von selbst durch deine Augen strahlen, und du wirst dich dabei im Spiegel betrachten. Nach zehn Minuten löst du deinen Blick allmählich wieder, zählst von eins bis fünf und bringst dich langsam wieder aus der Meditation heraus.

Wenn Sie mit dieser Meditation sicher sind und spüren, dass der Fluss sexueller Energie aus Ihren Augen heraus schon gut klappt, können Sie die Meditation statt mit einem Spiegel mit Ihrem Partner ausführen – dies ist dann die Meditation des gegenseitigen Betrachtens, wie ich sie im Folgenden schildere.

Die Meditation des gegenseitigen Betrachtens

Paare können in dieser Meditation erfahren, wie sie gegenseitig über die Augen universelle Energie zum anderen hin ausstrahlen. Auf diese Weise lässt sich das Gefühl der Nähe und Verbundenheit zwischen zwei Menschen ungemein bereichern. Schon Shakespeare hat in seinem 24. Sonett die berauschende Erfahrung beschrieben, die man macht, wenn sich Liebe über die Augen ergießt: »Mein Auge hat als Malerin dem Schrein des Herzens deinem Bild den Platz gegeben, mein Busen schließt es gleich dem Rahmen ein, um kunstgerecht des Malers Werk zu heben.«

Um in denselben Genuss von Gefühlen zu kommen, ist diese Meditation genau das Richtige. Allerdings sollte man unbedingt beachten, dass es nicht darum geht, einander anzustarren. Denn sowie man sich anstarrt, ist in jedem Fall individuelle Energie im Spiel, und diese führt ganz sicher nicht zum gewünschten Effekt. Nur universelle Energie sorgt für einen starken Fluss und Austausch an sexueller Energie und Liebe über die Augen – und dafür müssen sich beide Partner in ihrem authentischen Verstand zentrieren.

Wenn ihr bereit seid, setzt euch im Abstand von etwa einem Meter gegenüber. Durchlauft die üblichen entspannenden Vorbereitungen und sagt dann gleichzeitig: *»Es ist meine Absicht, mein Herz-Chakra zu aktivieren und mich darin zu zentrieren.«* Nach einer kurzen Pause fügt ihr hinzu: *»Es ist meine Absicht, mein sechstes Chakra zu aktivieren«*, und dann: *»Es ist meine Absicht, mein sechstes Chakra unter meinem Körper zu aktivieren.«* Nehmt euch einige Momente Zeit, um die Veränderung wirken zu lassen, und fügt dann hinzu: *»Es ist meine Absicht, auf der Ebene meines sechsten Chakras und meines sechsten Chakras unter meinem Körper gegenwärtig zu werden.«* Im Anschluss folgt der Satz: *»Es ist meine Absicht, meine Wahrnehmungsorgane auf* *der Ebene meines sechsten Chakras und meines sechsten Chakras unter meinem Körper nach innen zu richten.«*

Dann öffnet ihr beide eure Augen, aber fokussiert sie auf nichts. Seht euch beide an und sagt: *»Es ist meine Absicht, sexuelle Energie über meine Augen auf meinen Partner auszustrahlen.«*

Mehr braucht ihr nicht zu tun. Genießt einfach den verstärkten Fluss sexueller Energie und die universellen Eigenschaften, die ihr jetzt ganz von selbst miteinander austauscht. Lasst diesen Prozess ungefähr zehn Minuten andauern. Dann löst euren Blick allmählich voneinander, zählt von eins bis fünf und bringt euch langsam aus der Meditation hinaus.

Das Betrachten mit den Chakren

Eine Erweiterung der oben beschriebenen Meditation ist das Betrachten mit den Chakren. Wenn man sich eines seiner sieben traditionellen Chakren aussucht, kann man ganz gezielt die universellen Eigenschaften miteinander austauschen, die zu dem jeweiligen Chakra gehören. Durch die Ausrichtung auf ein bestimmtes Chakra, und damit auch auf dessen Eigenschaften, entstehen so ganz unterschiedliche Arten der Erregung und des Erlebens, da unterschiedliche universelle Eigenschaften energetisiert werden – je nachdem, von welchem Chakra aus meditiert und betrachtet wird.

Für einen besseren Überblick fasse ich hier noch einmal kurz die universellen Eigenschaften zusammen, die zu den einzelnen Chakren gehören:

Erstes Chakra: Authentische Kraft, Vergnügen, Sicherheit
Zweites Chakra: Vitalität, Kreativität, geschlechtliche Orientierung, sexuelle Liebe
Drittes Chakra: Befriedigung, Vertrauen, Geborgenheit

Viertes Chakra: Die Freiheit, authentisch zu sein, Intimität
Fünftes Chakra: Freude, Freiheit des Ausdrucks
Sechstes Chakra: Authentischer Wille, Gewahrsein
Siebtes Chakra: Transzendente Sexualität und Beziehungen, Selbstwissen

In der nun folgenden Meditation werden Sie und Ihr Partner sich vom zweiten Chakra aus betrachten, weil das sexuelle Potenzial dieses Chakras besonders ausgeprägt ist. Wenn Ihnen dies erst einmal gelungen ist, können Sie die Meditation von jedem traditionellen Chakra aus durchführen.

Das sechste Chakra wird auch in diese Meditation mit einbezogen, weil der Sehsinn ja zum sechsten Chakra gehört. Wenn Sie sich also vom zweiten Chakra aus betrachten wollen, aktivieren Sie zunächst Ihr Herz-Chakra, um im authentischen Verstand zentriert zu sein. Dann aktivieren Sie das sechste Chakra und das sechste unter dem Körper, da es darum geht, sich über die Augen (Sehsinn!) zu betrachten. Zuletzt aktivieren Sie Ihr zweites Chakra, weil das Betrachten mit den speziellen Eigenschaften des zweiten Chakras angereichert werden soll.

Wenn ihr bereit seid, setzt euch im Abstand von etwa einem Meter gegenüber. Nach den üblichen einleitenden Entspannungsübungen aktiviert und zentriert ihr euch in euren Herz-Chakren, indem ihr gleichzeitig sagt: *»Es ist meine Absicht, mein Herz-Chakra zu aktivieren und mich darin zu zentrieren.«* Anschließend bekräftigt ihr: *»Es ist meine Absicht, mein sechstes Chakra zu aktivieren«*, und dann: *»Es ist meine Absicht, mein sechstes Chakra unter meinem Körper zu aktivieren.«* Nach einer kurzen Pause fügt ihr hinzu: *»Es ist meine Absicht, mein zweites Chakra zu aktivieren«*, und anschließend: *»Es ist meine Absicht, meine Wahrnehmungsorgane auf der Ebene meines zweiten Chakras nach innen zu richten.«* Lasst euch wieder einen Moment Zeit, um den Effekt vollständig eintreten zu lassen, und sagt abschließend: *»Es ist meine Absicht, sexuelle Energie von meinem zweiten Chakra aus über meine Augen auf meinen Partner auszustrahlen.«*

Nehmt euch zehn Minuten Zeit, um die Meditation zu genießen. Dann löst ihr allmählich euren Blick voneinander, zählt von eins bis fünf und bringt euch langsam aus der Meditation heraus.

Beide Meditationen lassen sich einzeln anwenden, als Teil eines regulären Meditationsprogramms oder unmittelbar bevor man miteinander sexuell aktiv wird. Die sexuelle Erregung wird dadurch stark zunehmen und die Liebesfähigkeit viel intensiver werden.

Die sinnliche Massage – und was man dabei beachten sollte

Da Sie jetzt wissen, welch aufregende Dinge Sie mit Ihren Augen anstellen können, kommen wir zum nächsten Schritt und einer ebenfalls sehr sinnlichen Erfahrung – zur energetischen Massage. Durch sie lernen Sie, wie Sie sexuelle Energie miteinander austauschen können. Dabei geht es weniger um eine eindeutig erotische Massage, sondern vielmehr um die Übertragung universeller Energie. Durch eine energetisierende Massage fühlt man sich viel lebendiger, empfindet mehr Vertrauen und stellt fest, welch ein großes Geschenk es ist, mehr sexuelle Energie mit einem Partner teilen zu können.

Eine solche Massage bedarf einiger Vorbereitung. Man sollte auf jeden Fall darauf achten, dass der Raum, in dem sie stattfinden soll, sauber und ansprechend ist und vor allem auch warm genug. Die Tantriker legen in ihren Ritualen stets großen Wert darauf, dass sinnliche Handlungen stets in einem geeigneten, sauberen und vor allem auch würdigen Rahmen stattfinden. Deshalb können Sie zum Beispiel für einen angenehmen Duft sorgen, sanfte Musik spielen lassen, Kerzen aufstellen, Tücher aufhängen – alles, was die Sinne anspricht und für ein angenehmes Ambiente sorgt. Außerdem brauchen Sie Massageöl, ein Kissen, zwei große Handtücher und weiche, bequeme Bekleidung.

Wichtige Hinweise zur Massage:
Wenn man einen anderen Menschen massiert, sollte man auf jeden Fall kühle oder sogar richtig kalte Hände vermeiden. Nur unter warmen Händen kann sich der Massierte entspannen, und nur dann können die Muskeln loslassen und in Fluss geraten. Bei Kälte hingegen ziehen sie sich eher zusammen. Falls Ihre Hände kalt sind, reiben Sie sie für einige Momente aneinander oder wärmen Sie sie unter fließend heißem Wasser. Letzteres ist besonders empfehlenswert, da fließendes Wasser die Fähigkeit besitzt, angestaute Energie auszuspülen. Andernfalls könnte diese Energie auch den Partner während der Massage stören.

Außerdem sollte man sich generell klar darüber sein, dass sich der eigene energetische Zustand immer auch auf den Partner übertragen kann. Darum ist es wichtig sicherzustellen, dass man entspannt ist, wenn man eine Massage gibt. Sollte man negative Gefühle wie Verachtung oder Wut gegenüber dem Partner oder jemand anderen hegen, kann diese Energie auf den anderen »abfärben«. Auch wenn Sie sich verspannt und unwohl fühlen, kann sich dies auf den Partner übertragen. Sollten Sie Zweifel daran haben, ob Sie in der richtigen Verfassung sind, wenden Sie am besten das *Ja-Mudra* aus Kapitel 3 an (S. 77 f.) und zentrieren Sie sich im ewig-gegenwärtigen Jetzt, bevor Sie mit der Massage beginnen.

Wenn Sie eine Massage geben, teilen Sie sexuelle Energie und Gefühle mit einem anderen Menschen. Achten Sie deshalb stets darauf, achtsam vorzugehen und immer gegenwärtig zu sein. Man sollte während der Massage auch nicht über Nichtigkeiten oder Alltägliches reden. Geben Sie der Energie Raum, sich zu entwickeln, und lassen Sie alles beiseite, was die sinnliche Erfahrung daran hindern könnte, sich voll und ganz zu entfalten.

Außerdem sollten Sie darauf achten, dass der Körperkontakt nie unterbrochen wird. Bewahren Sie alles, was Sie für die Massage brauchen, in Reichweite auf, und lassen Sie eine Hand immer auf dem Körper des Partners. Natürlich sollten Sie auch sicherstellen, dass Störquellen wie Computer und Handys auf jeden Fall ausgeschaltet sind.

Und noch etwas: Auch wenn es eine Beschreibung gibt, die ganz genau erläutert, wie Sie vorgehen sollten – achten Sie dennoch stets auch auf Ihre eigene Intuition und Eingebung. Meist lohnt es sich, auf sie zu hören. Wenn Sie spüren, dass ein Körperbereich Ihres Partners mehr Aufmerksamkeit braucht als ein anderer, dann nehmen Sie sich die Extrazeit. Wenn Sie spüren, Ihr Partner könnte ein paar ermutigende Worte brauchen, dann sprechen Sie sie aus. Und wenn sich Ihre Massage dahin entwickelt, dass Sie gemeinsam Sex haben und in sexuelle Ekstase geraten, dann sollten Sie auch das zulassen.

Die Massage zur Entgiftung – für Paare

Diese Massage kann den physisch-materiellen Körper des Partners reinigen, indem sie Gifte löst, die sich aufgrund mangelnden Stoffwechsels im Laufe der Zeit angesammelt haben. Außerdem stimuliert sie das Lymphsystem, das wie eine Art Sicherheitskommando im Körper funktioniert – es spürt alte, abgelagerte Gifte auf, die den Fluss sexueller Energie blockieren, und transportiert sie ab.

Bei dieser Massage sollte Ihr Partner auf einem Stuhl ohne Lehne sitzen – Sie befinden sich hinter ihm/ihr oder setzen sich zu Beginn ebenfalls hin.

Schließe deine Augen und gehe einige Minuten in die Yoga-Atmung (S. 70 f.). Dann zähle, während sich dein Partner einfach entspannt, von fünf bis eins und danach von zehn bis eins rückwärts. Entspanne deine Muskeln mit der Standard-Methode (S. 58 f.) und sage anschließend: *»Es ist meine Absicht, mein Herz-Chakra zu aktivieren und mich darin zu zentrieren.«* Sobald das geschehen ist, fügst du hinzu: *»Es ist meine Absicht, mein drittes Chakra zu aktivieren.«* Anschließend bekräftigst du: *»Es ist meine Absicht, mein drittes Chakra unter meinem Körper zu aktivieren.«* Lass dir einen Moment Zeit, damit sich die Wirkung vollständig einstellen kann. Dann sagst du: *»Es ist meine Absicht, auf der Ebene meines dritten Chakras und meines dritten Chakras unter meinem Körper gegenwärtig zu werden«*, und im Anschluss: *»Es ist meine Absicht, meine Wahrnehmungsorgane auf der Ebene meines dritten Chakras und meines dritten Chakras unter meinem Körper nach innen zu richten.«*

Nimm dir einige Minuten Zeit, um den verstärkten Energiefluss zu genießen. Anschließend zählst du bis fünf und öffnest die Augen. Dann stehe auf und beginne mit der Massage. Öle deine Hände zunächst ein wenig, lege dann die Spitzen deiner Zeige- und Mittelfinger ungefähr drei Zentimeter unterhalb des Schädelansatzes deines Partners und mit drei Zentimeter Abstand zur Wirbelsäule auf die Akupressurpunkte der langen Nackenmuskeln (siehe auch Abb. 5, S. 50). Massiere diese Punkte im Uhrzeigersinn ungefähr zwei bis drei Minuten lang. Dann führst du mit Zeige-, Mittel- und Ringfinger beider Hände drei streichende Bewegungen vom Schädelansatz bis zu den Schultermuskeln aus.

Nun sollte dein Partner seinen Kopf nach links wenden. Mit der flachen linken Hand hältst du seine Stirn und massierst mit der rechten Hand den seitlichen langen Nackenmuskel vom oberen

Ansatz bis hinunter an die Schulterkugel. Achte darauf, diesmal tiefer in die Muskulatur vorzudringen. Wiederhole den Vorgang drei Mal. Dann bitte deinen Partner, seinen Kopf langsam nach rechts zu wenden, und wiederhole dasselbe drei Mal mit der anderen Seite des Nackens.

Anschließend legst du deine rechte Hand an den Ansatz seines rechten Schulterblatts und machst eine schiebende Bewegung in Richtung Schulterkugel - und von dort nach vorne bis zur Mitte des Schlüsselbeins. Auch das wiederholst du drei Mal.

Dann wechselst du und wiederholst die Bewegung auf der linken Schulterseite. Anschließend nimmst du deine positive Hand (bei Rechtshändern die rechte, bei Linkshändern die linke) und legst sie mit abgespreiztem Daumen an den Ansatz der Halswirbelsäule, sodass sie zwischen Daumen und Zeigefinger liegt. Jetzt nimmst du deine negative Hand und vollführst damit vom Schädelansatz nach unten halbkreisförmige Streichbewegungen bis zum siebten Halswirbel an der Basis des Nackens - das ist der große Wirbel, der ein wenig hervorsteht. Auch das wiederholst du drei Mal.

Lasse nun deinem Partner zehn Minuten Zeit, um die Nachwirkung zu genießen. Er oder sie wird spüren, wie mehr sexuelle Energie durch das Energiefeld und durch den ganzen Körper fließt.

Die Entgiftungsmassage führt zu einer erhöhten Ausschüttung von Endorphinen und aktiviert das endokrine System. Ihr Partner wird dadurch mehr Freude und Vergnügen empfinden können. Wenn Sie beide möchten, können Sie direkt zur nächsten Massage übergehen.

Die Bauchmassage – für Paare

Bei der Bauchmassage sollte Ihr Partner auf dem Rücken liegen – am besten auf dem Boden oder auf einer härteren Unterlage, wie zum Beispiel auf einer Yogamatte oder einer zusammengelegten Decke. Wenn das zu hart ist, kann er/sie die Beine anwinkeln und die Fersen bis an den Po ziehen. Man kann auch ein zusammengerolltes Handtuch oder eine Decke unter die Kniekehlen legen. Die Bauchmassage hilft dabei, angestaute emotionale Energie in Form von alten Wunden loszulassen, und sie erhöht den Fluss sexueller Energie durch den Bauch und das Becken.

Nachdem sich dein Partner bequem hingelegt hat, setzt du dich seitlich neben ihn oder sie, schließt die Augen und gehst in die Yoga-Atmung (S. 70 f.). Anschließend zählst du von fünf bis eins und dann von zehn bis eins rückwärts und entspannst dich mit der Standard-Methode (S. 58 f.). Der Partner kann mitmachen oder sich einfach entspannen. Dann bekräftigst du: *»Es ist meine Absicht, mein Herz-Chakra zu aktivieren und mich darin zu zentrieren.«* Anschließend sagst du: *»Es ist meine Absicht, mein drittes Chakra zu aktivieren«*, und dann: *»Es ist meine Absicht, mein drittes Chakra unter meinem Körper zu aktivieren.«* Danach wirst du auf der Ebene deines dritten Chakras und deines dritten Chakras unter deinem Körper gegenwärtig und richtest anschließend deine Wahrnehmungsorgane in diesen beiden Dimensionen nach innen. Nimm dir einige Minuten, um den Effekt zu genießen.

Zähle dann langsam von eins bis fünf und öffne die Augen. Bitte nun deinen Partner, folgenden Satz zu sagen: *»Es ist meine Absicht, die Anhaftungen in meinem Energiefeld und in meinen physisch-materiellen Körpern loszulassen, die den Energiefluss durch meinen Bauch und mein Becken beeinträchtigen.«* Sobald dein Partner diesen Satz gesprochen hat, sollte er oder sie die Augen schließen.

Stell dir jetzt eine Linie vor, die seinen Körper in zwei Hälften teilt. Öle deine Hände, und lege beide Handflächen auf jeweils eine Hälfte des Bauches direkt unter dem Nabel. Übe mit beiden Händen sanften Druck aus, und schiebe sie dann mit den Fingern voraus bis hin an den Nierenansatz. Anschließend ziehst du sie auf demselben Weg zurück in ihre Ausgangsposition. Diese Auf- und Abstreichung wiederholst du insgesamt zehn Mal.

Danach legst du deine Handkante direkt über den Genitalien deines Partners am Schambein an, lässt die Handfläche leicht in Richtung Bauch kippen und streichst mit sanftem Druck über seine Mitte bis direkt unter den Solarplexus. Während du nach oben ausstreichst, sollte der Partner durch die Nase ausatmen. Wenn du im Rhythmus seines Atems arbeitest, kannst du spüren, wie viel Energie er oder sie mit jedem Atemzug in sich aufnimmt. Das hilft dir, ein Gespür dafür zu entwickeln, wie fest oder sanft der Druck auf den Bauch sein sollte, damit sich Blockaden und gestaute Emotionen optimal lösen können.

Sobald du beim Solarplexus angelangt bist, lässt du los und legst deine Hand wieder unten am Schambein an. Mach ungefähr fünf bis zehn Minuten so weiter oder so lange noch Spannung im Bauch fühlbar ist. Wundere dich nicht, wenn dein Partner einschläft oder ganz ermattet daliegt – das liegt an der tiefen Entspannung. Ist die Massage beendet, sollte er oder sie noch ungefähr zehn Minuten nachspüren.

Auch die Bauchmassage aktiviert das endokrine System, was den Hormonfluss in Ordnung bringt und für Ausgleich sorgt. Mit geregeltem Hormonfluss werden der Bauch und das Becken des Partners feinfühliger werden, was sich wiederum sehr positiv auf die sexuelle Erregung und das gemeinsame sexuelle Vergnügen auswirken wird.

Die Beckenmassage – für Paare

Diese Massage dient der Energetisierung des Beckens. Sie ist besonders geeignet, wenn der Partner (sexuelle) Blockaden im unteren Rücken, den Nieren und im Becken hat. Diese Blockaden beeinflussen den authentischen Ausdruck von Emotionen und den Energiefluss in den menschlichen Sexualorganen besonders stark.

Bevor Sie mit der Massage beginnen, sollten Sie mit Ihrer positiven Hand (wie bereits geschildert) kurz überprüfen, wie warm die Haut Ihres Partners im unteren Rücken, Becken- und Po-Bereich ist. Ist sie kühl oder kalt, fließt zu wenig sexuelle Energie durch diese Bereiche. Ist ein Bereich eher heiß, kann dies auf eine Entzündung hindeuten. Oft sind in solchen Fällen die Meridiane und Chakren in diesem Bereich blockiert und der Bereich bekommt nicht genügend Nährstoffe. Auf jeden Fall sollten Sie den Bereich vor der Massage je nach Befinden kühlen oder wärmen. Am besten nehmen Sie dafür warmes oder kaltes Wasser, in das Sie Ihre Hände tauchen, oder Sie benutzen eingetauchte Tücher oder ein Handtuch, um entsprechend zu temperieren.

Um mit der Massage zu beginnen, sollte sich der Partner auf den Bauch legen und entspannen.

Setze dich neben den Partner, entspanne ebenfalls, schließe deine Augen und durchlaufe die üblichen einleitenden Entspannungstechniken. Anschließend zentrierst du dich in deinem Herz-Chakra, aktivierst dein drittes Chakra und dein drittes Chakra unter deinem Körper und wirst in diesen Dimensionen gegenwärtig. Danach richtest du deine Wahrnehmungsorgane auf der Ebene des dritten Chakras und des dritten Chakras unterhalb des Körpers nach innen. Zähle langsam von eins bis fünf, öffne die Augen und beginne.

Bitte deinen Partner, sich auf die Seite zu legen. Sein unteres Bein sollte dabei ausgestreckt und das obere etwas angewinkelt sein. Nun nimmst du die Zeige-, Mittel- und Ringfinger deiner beiden Hände und legst sie ungefähr drei bis vier Zentimeter über dem untersten Ansatz der Wirbelsäule auf der rechten oder linken Rückenseite an – je nachdem, welche Seite des Rückens gerade oben liegt – und vollführst kreisende Bewegungen. Diese Bewegungen lässt du mit beiden Händen parallel zur Wirbelsäule weiterlaufen, bis du am Kopf angekommen bist. Vom Druck deiner Finger sollte der Partner dabei sanft hin und her schaukeln. Insgesamt arbeitest du dich sieben Mal auf der einen Seite der Wirbelsäule entlang hoch. Dann streichst du sieben Mal mit beiden Handflächen von der Taille deines Partners bis hoch zur Schulter und wieder hinunter.

Anschließend sollte er/sie sich auf die andere Seite legen, und du wiederholst den Vorgang mit der anderen Seite des Rückens.

Wenn du beide Körperhälften auf dieselbe Art und Weise behandelt hast, legt sich dein Partner auf den Rücken. Reibe nun deine Hände aneinander und lege beide Handflächen auf seinen/ihren Bauch, sodass sich die Spitzen deiner Mittelfinger ungefähr fünf bis sechs Zentimeter unter dem Bauchnabel berühren. Alle Finger sollten dabei gespreizt sein. Mit den Fingerspitzen deiner positiven Hand (wie geschildert) solltest du jetzt anfangen zu vibrieren, bis sich die Vibration auf den Beckenbereich deines Partners überträgt. Sein oder ihr *Hara*-Raum dürfte davon ganz warm werden; und du beginnst zu spüren, dass der Atem deines Partners bei jeder Ausatmung direkt aus diesem Bereich kommt.

Das Wort *Hara* bedeutet wörtlich »Bauch«. *Hara* liegt im Zentrum des Unterleibs etwa drei Zentimeter unter dem Nabel. Ein Großteil unseres Wissens über das *Hara* stammt von den Japanern. Für sie ist das *Hara* das Zentrum des Menschen und auch eine Art Lebenseinstellung. Wenn ein Mensch aus seinem *Hara* heraus agiert, ist er in Einklang mit sich und der Welt, und seine Stimme, seine Bewegungen und seine Taten kommen tief aus seinem Zentrum. Wenn man auf den physisch-materiellen Dimensionen im *Hara* zentriert ist, hat man ungehinderten Zugang zum gesamten Spektrum körperlicher Empfindungen und zur sexuellen Energie, die diese Empfindungen nährt.

Seit hunderten von Jahren lehren die Japaner, dass man sich des *Haras* bewusst sein und es entwickeln muss, damit sich Körper und Energiefeld im Einklang miteinander und zu ihrer Umwelt befinden. Die Beckenmassage kann dabei ungemein hilfreich sein.

Wenn du spürst, dass das *Hara* deines Partners aktiv geworden ist, löse deine Hände und lass ihn oder sie noch fünf Minuten nachspüren. Anschließend könnt ihr euch unmittelbar auf ein gemeinsames Vorspiel einlassen oder was auch immer euch gerade angenehm ist. Auf jeden Fall verfügt ihr mit aktiviertem *Hara* über viel mehr innere Harmonie, seid ausgeglichener und viel empfänglicher für die sexuelle Energie, die den eigenen Körper ganz natürlich durchströmt.

10
Das spirituelle Vorspiel

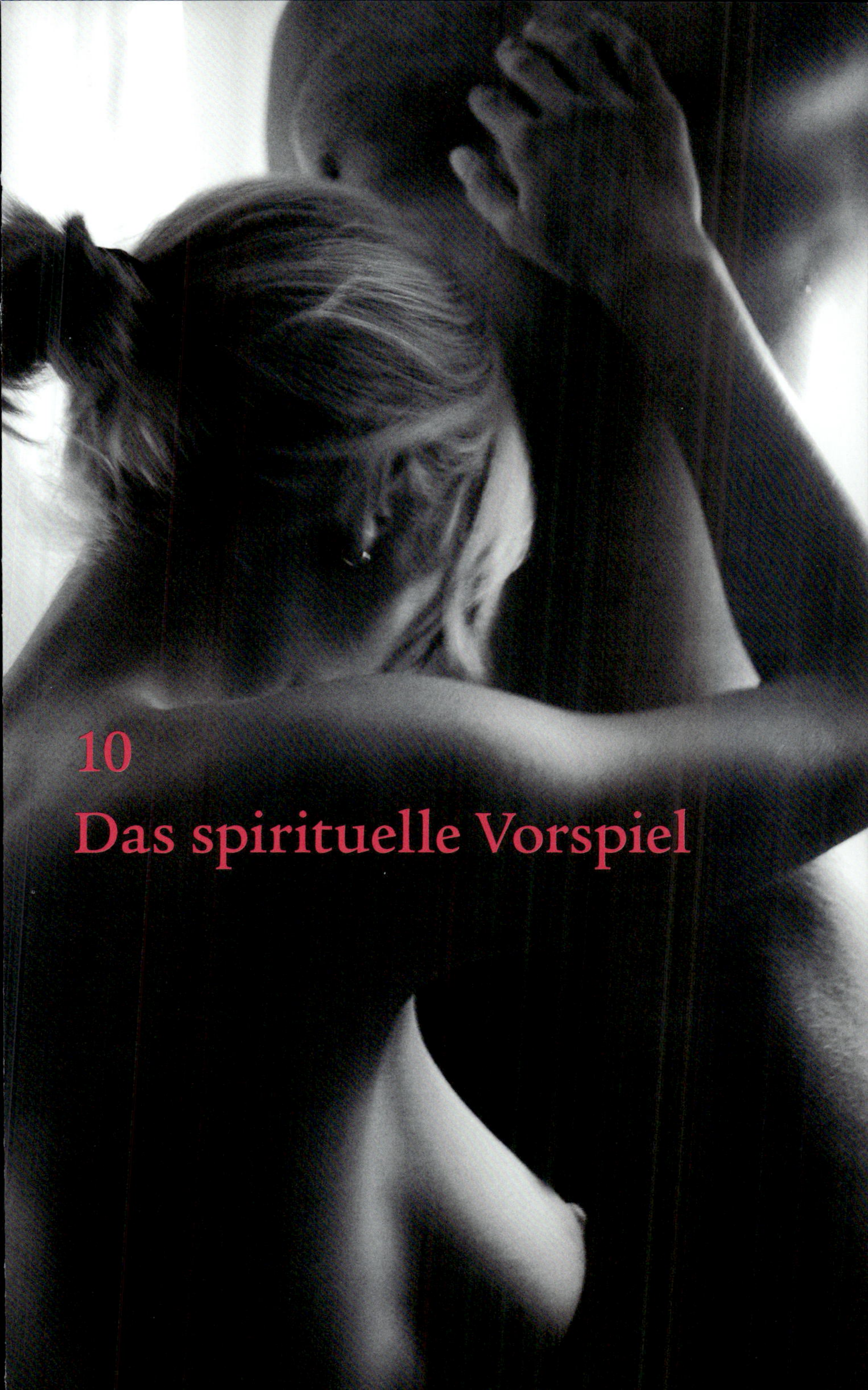

Sie haben nun Ihre Sinne neu erweckt und können sexuelle Energie über eine sinnliche Massage austauschen. Im Folgenden werde ich schildern, was ein spirituelles Vorspiel ausmacht und wie man mit seiner Hilfe mehr körperliche Liebe und Vergnügen verwirklichen kann.

Zunächst einmal sollten Sie wissen, dass zu einem spirituellen Vorspiel keine genaue »Choreographie« gehört, die man einstudieren und durchexerzieren sollte – im Gegenteil. Jeder Versuch, ein festes Programm zu absolvieren, würde die dafür nötige Kreativität eher ausbremsen, die eigene geschlechtliche Ausrichtung und die des Partners stören und den Fluss der sexuellen Energie eher verringern, statt ihn zu stärken.

Wenn Sie sich mit den Übungen und Meditationen in diesem Buch mehr und mehr vertraut gemacht und mit dem geschilderten Wissen experimentiert haben, ist all dies beinahe ausreichend, um ein herkömmliches Vorspiel durch ein spirituelles zu ersetzen. Was ist dafür zu tun?

Zunächst einmal sollten Sie für die richtigen Rahmenbedingungen sorgen und ein gemütliches Ambiente schaffen. Außerdem ist es wichtig, dass Sie kontinuierlich im authentischen Verstand zentriert bleiben und dass Sie voll und ganz genießen, was Sie miteinander tun. Lassen Sie sich unbedingt genügend Zeit, damit sich wirkliche und wahre Intimität überhaupt entfalten und einstellen kann! Ein ungeeignetes Umfeld kann viel verhindern, und wenn man mit zu viel Eile zum eigentlichen Geschlechtsakt übergeht, wird sich auch keine wirkliche Tiefe entwickeln können. Tief greifende Prozesse und Veränderungen brauchen einfach ihre Zeit – nicht nur auf energetischer Ebene. Das gesamte Spektrum an Vergnügen, körperlicher Liebe und Intimität, das eigentlich zwischen zwei Menschen möglich ist, kann mit Hast und Eile ganz sicher nicht erreicht werden.

Für die richtigen Bedingungen sorgen

Tantra sagt, dass die beste Zeit für Sex die Zeit zwischen sieben Uhr abends und Mitternacht ist und dass man sich nie in totaler Dunkelheit lieben sollte. Der Raum für das Liebesspiel sollte sauber, gelüftet und gemütlich sein. Man kann ihn schön herrichten und auf einem Tuch einige Gegenstände bereitstellen, wie zum Beispiel eine Karaffe mit kühlem Trinkwasser, vielleicht etwas Wein oder ein anderes alkoholisches Getränk, brennende Kerzen, Duftstäbchen oder Parfum, vielleicht auch Blumen. Man sollte für eine schöne Beleuchtung sorgen und im Hintergrund eventuell noch passende Musik spielen. In einer solchen Umgebung fällt es leicht, sich wohlzufühlen, und die richtige Stimmung wird nicht lange auf sich warten lassen. Selbstverständlich sollten beide Partner darauf achten, dass sie gewaschen und gepflegt sind und angenehm riechen. Kurzum – alles, was hinderlich ist, sollte vermieden werden, so wie alles, was nützlich ist, auch gemacht werden sollte.

Da es oft und berechtigterweise heißt, dass die Zunge des Menschen das am schwersten zu bändigende Organ ist, ist auch darauf zu achten, was man sagt. Eine herablassende oder unpassende Bemerkung kann das Vertrauen zwischen zwei Menschen oder den Wunsch, sich hinzugeben, schnell zunichtemachen, auch bricht durch eine unbedachte Äußerung möglicherweise der Fluss an sexueller Energie ab. Vermeiden Sie es einfach, solche Bemerkungen zu machen oder eigene Schwächen zu thematisieren – beispielsweise Bemerkungen wie: »Findest du, dass ich zu dick bin?« oder: »Findest du mich genauso aufregend wie deine(n) Ex?« sollten Sie sich lieber verkneifen.

Ideal ist es, wenn beide Partner prinzipiell bereit sind, die erotischen Wünsche des Partners auch zu erfüllen. Jeder Mensch wird durch andere Dinge angeregt, und man sollte sich während des spirituellen Vorspiels genügend vertrauen, um alles, was tatsächlich Vergnügen bereitet, auch zuzulassen – auch wenn man bisher vielleicht zu schüchtern war, diese Dinge auszusprechen oder auszuleben. Wenn sich der Partner etwas Spezielles wünscht, finden Sie einen Weg, es ihm oder ihr zu geben und umgekehrt. Wird der Partner dadurch erregt, dass man etwas Spezielles anzieht oder sagt, dann machen Sie es einfach – wo ist das Problem? Überwinden Sie Ihre Grenzen, genießen Sie sich gegenseitig und vergessen Sie vor allem eins nicht: Ein spirituelles Vorspiel soll vor allem Spaß machen. Es ist eine der sichersten »Methoden«, um zu wirklich gemeinsamer Intimität zu gelangen.

Umso schockierender ist es zu hören, dass sich die meisten Menschen nur sehr wenig Zeit dafür nehmen. Im *Kinsey Report* lässt sich nachlesen, dass das Vorspiel bei 11 Prozent aller verheirateten Paare ungefähr drei Minuten dauert. 36 Prozent lassen sich dafür zwischen vier und zehn Minuten Zeit, 31 Prozent zwischen elf und 20 Minuten und nur 22 Prozent mehr als 30 Minuten. Die Sexualforscher Marilyn Fithian und William Hartman haben herausgefunden, dass die natürlichen Botenstoffe, die durch Berührung und bei sexueller Erregung ausgeschüttet werden, nicht vollständig in die Blutbahn gelangen können, wenn man sich nicht genügend Zeit füreinander nimmt.

Das tiefe Gefühl von Wohlbefinden, welches sexuelle Handlungen normalerweise begleitet, kann sich also überhaupt nicht vollständig einstellen. Mit anderen Worten – wenn ein Paar zu hastig vorgeht, kommt es zu keinem wirklichen Austausch sexueller Energie, es harmoniert nicht wirklich miteinander und verliert eventuell mehr Energie, als es gewinnt.

Lässt man sich jedoch genügend Zeit, kann man in einen energetischen Zustand gelangen, der einem alles zugänglich macht, was an sexueller Ekstase, körperlicher Liebe und sexueller Intimität zwischen zwei Menschen möglich ist.

Wie flexibel sind Sie?

Für ein spirituelles Vorspiel ist aber nicht nur Zeit, das richtige Ambiente und die Fähigkeit wichtig, im authentischen Verstand zentriert zu sein – man sollte sich auch ein bisschen flexibel zeigen. Mit Flexibilität meine ich in diesem Fall die Fähigkeit, festgefahrene Vorstellungen über Sex und über sexuelle Rollenverteilung über Bord zu werfen. Ein Mann ist nicht immer durchsetzungsfähig und dominant und eine Frau nicht immer nachgiebig und empfänglich. Rollen verändern sich, auch die dazugehörigen Gefühle und nicht zuletzt die Energie, die sie unterstützt. Nur wenn man flexibel und wandelbar ist, kann man sich auf veränderte energetische Bedingungen einlassen und sie ausleben.

Praktisch gesehen kann das alles Mögliche bedeuten: Es kann sein, dass eine normalerweise eher dominante Frau sich der gesteigerten Männlichkeit ihres Partners unterwerfen möchte oder dass ein normalerweise eher durchsetzungskräftiger Mann auch mal die passive Rolle einnimmt, um seinen oder den Wünschen seiner Partnerin zu entsprechen. Es kann auch bedeuten, dass sich der Rhythmus des Liebesspiels in seinem Verlauf plötzlich ändert. Leidenschaft kann durch Phasen des Miteinander-Redens abgelöst werden, und ein Miteinander-Reden während des Vorspiels führt nicht selten zu Themen, die ein großes Maß an Intimität und gegenseitigem Vertrauen verlangen. Vielleicht möchte man sich auch nur eine Weile ansehen, um den Körper des anderen zu erkunden und ihn ganz genau zu erfahren.

Flexibilität bedeutet auch, alteingesessene Grenzen zu überwinden und mit neuen Gefühlen und Handlungen herumzuexperimentieren. Seien Sie wandlungsfähig – und wenn Ihnen etwas peinlich ist oder Sie Angst vor etwas haben, dann reden Sie miteinander. Sie werden überrascht sein herauszufinden, welch ein Gewinn es sein kann, wenn man sich gegenseitig vertraut und über Sex einfach nur ehrlich redet. Wenn das Ihnen oder Ihrem Partner Schwierigkeiten bereitet, können Sie es mit der Übung für Aufrichtigkeit versuchen. Sie hilft, sich über sexuelle Themen viel freier äußern zu können – auch wenn dabei Dinge zur Sprache kommen, über die man sich bisher eher ausgeschwiegen hat. Wie gehen Sie vor?

Man sollte sich generell zwei Fragen stellen: 1. *Gibt es etwas, das man dem Partner schon immer sagen wollte, sich aber nie getraut hat zuzugeben?* Und 2: *Ist man sich selbst gegenüber innerhalb der Beziehung ehrlich?* Eine ehrliche Antwort auf diese beiden Fragen ist sehr wichtig, denn ohne Aufrichtigkeit als Grundlage ist jede Konversation von Misstrauen eingefärbt. Und dort wo es Misstrauen gibt, kann keine echte Intimität entstehen. Wenn man feststellt, dass es einen Punkt gibt, in dem man bisher nicht wirklich ehrlich war, dann wurde diesem Bereich auch bisher die sexuelle Kreativität entzogen.

Gehen Sie sich selbst gegenüber die Verpflichtung ein, Ihrem Partner Ihre Gedanken und Gefühle zu sexuellen Situationen mitzuteilen. Das bedeutet allerdings nicht, dass Sie direkt loslegen und mit allem Aufgestauten und Ungesagten sowie den vielleicht damit noch verbundenen Ärger und Frust auf einmal hervorsprudeln sollten. Seien Sie einfach nur ehrlich mit dem, was Sie im Moment wirklich denken, fühlen und wünschen, und suchen Sie einen geeigneten Weg, um es zu vermitteln und auszudrücken.

Das kann auch auf künstlerische Art und Weise geschehen oder sogar musikalisch. Sie können ein Gedicht oder einen Brief schreiben, oder – um die eigene Aufrichtigkeit zu »üben« – Sie stellen sich zunächst nur einmal vor, dass der Partner direkt vor Ihnen sitzt und dass Sie ihm oder ihr alles geraderaus erzählen. Wenn Sie gleich persönlich mit Ihrem Partner reden wollen, achten Sie darauf, dass Sie wirklich ehrlich sind und Gedanken und Gefühle auf eine angemessene und passende Art und Weise mitteilen, die vom Partner auch angenommen werden kann.

Das traditionelle sexuelle Vorspiel

Eigentlich wissen die meisten, was ein »sexuelles Vorspiel« ungefähr ausmacht, auch wenn es sich schwerlich genau definieren lässt. Was allerdings die wenigsten wissen, ist, wie viel Potenzial solch ein Vorspiel eigentlich hat: Es senkt die Hemmschwelle, es stärkt das emotionale Wohlbefinden zwischen Partnern, und der Körper wird für weitere sexuelle Handlungen angeregt. Bei Männern sorgt es für die nötige Erektion und bei Frauen dafür, dass ihre Klitoris hervortritt und dass die Vagina feucht wird.

Der bekannte Sexualforscher Dr. Lasse Hessel erläutert, dass das sexuelle Vorspiel Teil einer komplexen, sexuellen Choreographie ist, die aus mehreren Phasen besteht: In der *ersten Phase* erregt sich ein Paar gegenseitig und bereitet sich darauf vor, miteinander Sex zu haben, indem es ganz eigene Rituale oder einen eingespielten sexuellen Code benutzt. Diese Phase findet eher auf emotionaler oder geistiger Ebene statt. Erst die *zweite Phase* besteht aus direkter sexueller Stimulation in Form von Küssen, Berührungen oder anderen Handlungen, die direkt für eine höhere Durchblutung des Genitalbereichs sorgen. In der *dritten Phase* ist die Durchblutung der Genitalien schon auf dem Höhepunkt. Bei der Frau schwellen Vagina und Klitoris an, das Glied des Mannes ist erigiert und sein Hodensack prall und angehoben. Dann erst findet der eigentliche Geschlechtsakt statt, gipfelt in einem Orgasmus und schließlich folgt die Entspannung.

Beim sexuellen Vorspiel geht es eigentlich weniger darum, wie und wo man sich berührt, als vielmehr darum, wie man sich sexuell »motiviert« und welche Art von Energie zwischen zwei Menschen fließt. Man kann in dem Moment von einem sexuellen Vorspiel sprechen, wenn beide Beteiligten durch sexuelles Verlangen motiviert sind und die Absicht besteht, miteinander Sex zu haben, um schließlich einen Orgasmus zu erleben.

In der Online-Enzyklopädie *Wikipedia* steht zum Beispiel, dass Vorspiel ein universelles Phänomen sei, das in verschiedenen Kulturen und Religionen leicht variiert oder aufgrund des Alters der handelnden Personen anders ausfällt. Dort ist außerdem zu lesen, dass die ersten Stufen des Vorspiels oft sehr subtil verlaufen. Diese ersten Phasen können sogar schon vor dem eigentlichen Treffen zweier Menschen stattfinden. So kann möglicherweise bereits die Wahl des Ortes, an dem man sich treffen will, zum Vorspiel gehören, weil von vornherein für eine bestimmte Stimmung gesorgt wird, wie etwa ein besonders romantisches, intimes oder gar sexuelles Ambiente.

In Wahrheit aber ist oft schwer zu bestimmen, wann genau ein sexuelles Vorspiel tatsächlich beginnt. Sexuelle Bereitschaft kann schon durch ganz subtile Dinge signalisiert werden wie: eindeutige Komplimente, Zweideutigkeiten oder intimes Geplauder, ein gewagtes Outfit, aufreizende Gesten, das Befeuchten der Lippen, jemandem körperlich sehr nahe kommen oder einen Blick länger halten, als es für eine normale Begegnung angemessen wäre. Fakt ist, dass jede Handlung, die wechselseitig stattfindet und auf ein gemeinsames sexuelles Vergnügen hinausläuft und damit auch auf einen Orgasmus, als sexuelles Vorspiel gedeutet werden kann.

Was beim spirituellen Vorspiel geschieht

Ein spirituelles Vorspiel ähnelt dem sexuellen Vorspiel in vielerlei Hinsicht – man streichelt sich, man schaut sich in die Augen und kommt sich gegenseitig sehr nahe. Aber es gibt einen deutlichen Unterschied – das Ziel des spirituellen Vorspiels ist nämlich nicht in erster Linie der sexuelle Akt und ein Orgasmus, sondern die Erfahrung sexueller Ekstase, physischer Liebe und einer transzendenten Beziehungsqualität.

Auch wenn viele Menschen gar nicht wissen, dass es so etwas wie ein spirituelles Vorspiel überhaupt gibt, wissen andere doch ganz intuitiv, dass es existiert und wie enorm wichtig es ist. Im *Hite Report on Male Sexuality* erklärt einer der Interviewten: »Wenn ich mit meiner Frau Sex habe, gefällt es mir, wenn wir uns Zeit dafür nehmen. Es kann so wunderschön sein, sich in der Erregungsphase viel Zeit miteinander zu lassen. Wieso sollte man darauf verzichten? Sich berühren, sich streicheln, sich nahe sein – all das sind wundervolle Erfahrungen ... warum wird überhaupt so ein großes Brimborium um den Höhepunkt gemacht? Früher oder später kommt es sowieso dazu, und warum sollte man bis dahin nicht viel Spaß miteinander haben und seine Liebe gegenüber dem anderen Menschen ausdrücken? Außerdem ist ein Höhepunkt oft viel genussvoller und dauert nicht selten doppelt so lang, wenn wir uns vorher richtig Zeit füreinander nehmen.«*

Beim spirituellen Vorspiel steht das Universelle im Mittelpunkt – nicht das Persönliche. Dabei nutzt ein Paar die zur Verfügung stehende sexuelle Energie und die durch sie motivierten Worte und Handlungen, um universelle Eigenschaften

* Hite, Shere: *The Hite Report on Male Sexuality.* Ballantine Books, New York City 1981, S. 508-509; dtsch: *Hite Report. Das Sexuelle Erleben des Mannes.* Gondrom Verlag, Bindlach 2001

wie Vergnügen und Liebe durch physischen und nicht-physischen Kontakt miteinander zu teilen.

In der Hindu-Mythologie wird der Wechsel vom traditionellen, sexuellen Vorspiel zum spirituellen Vorspiel durch eine Geschichte symbolisiert, die das Werben *Parvatis* – einer Manifestation der Göttin *Shakti* – um den Asketen *Shiva* beschreibt. Die Geschichte spielt zu der Zeit, als *Brahma*, der Schöpfer des Universums, und *Vishnu*, der Bewahrer des Universums, ihren Einfluss auf die prä-arischen Stämme Indiens auszuweiten begannen. Die Zähmung *Shivas*, des prä-arischen indischen Gottes, der später der dritte oberste Gott werden sollte, war zu dieser Zeit eines ihrer wichtigsten Anliegen.

Problematisch jedoch war, dass sich *Shiva* als ein exzentrischer Yogi zeigte, der keinerlei Anstalten machte, sich anzupassen und ein eheliches Leben mit einer Frau zu führen. Daher wandten sich *Brahma* und *Vishnu* an den Gott *Himalya* und baten ihn, seine wunderschöne Tochter *Parvati* mit *Shiva* zu vermählen, um ihn zu domestizieren. *Shiva* aber war an Frauen und an jeder Art von Häuslichkeit gänzlich desinteressiert und bestach eher durch seine wilde, ungezähmte Natur, die er auf keinen Fall aufgeben wollte. In den *Shiva Puranas* steht, dass er die Gesellschaft von Goblins und Kreaturen der Unterwelt bevorzugte und meistens damit beschäftigt war, *Tapas* (yogische Askese) auf Friedhöfen und an unheiligen Orten zu praktizieren.

Obwohl *Shiva* dieser wilde Ruf vorauseilte, tat *Parvati* ihr Bestes, um ihn zu beeindrucken, denn sie war ihm gegenüber aufrichtig in Liebe entflammt. Allerdings scheiterten ihre Bemühungen, ihn in ein traditionelles sexuelles Vorspiel zu verwickeln. Als sie jedoch die herkömmlichen Methoden der Verführung verwarf und ebenfalls begann *Tapas* zu absolvieren, war sein Interesse plötzlich geweckt. Durch ihre Meditationen entfesselte sie ihre wahren sexuellen Kräfte, sodass ihre universellen Eigenschaften als Göttin in Erscheinung traten. Der Anziehungskraft, die nun von ihr ausging, konnte sich auch *Shiva* nicht länger entziehen.

Die nun folgende Passage beschreibt *Parvatis* Transformation und *Shivas* frohlockende Reaktion: »Überzeugt davon, dass sie Shivas Wohlwollen durch Tapas erlangen könnte, übte sich Parvati ohne Unterlass in Askese. Shiva jedoch ließ sich zunächst nicht beeindrucken. Nachdem sich Vishnu und Brahma aber in ihre ehrwürdigen Wohnstätten zurückgezogen hatten, ging Shiva in Kontemplation, um Parvatis Errungenschaften zu testen. Nachdem er ihre spirituelle Praxis auf die Probe gestellt und durch andere Götter und eigenes Betreiben vergeblich versucht hatte, sie in ihrer Spiritualität in Versuchung zu führen, fuhr es schließlich aus ihm heraus: ›O Parvati – auf vielerlei Arten habe ich dich geprüft. Verzeih mir mein weltliches Handeln. In allen drei Welten habe ich nichts wie dich erblickt. Lass mich dir untertan sein. Dir ist es möglich, alle Verlangen zu erfüllen. O Geliebte, komm her zu mir. Sei mein Weib, ich bin dein Bräutigam. Ich werde dich umgehend zu meiner Wohnstätte führen – dem heiligen Berg.‹ Als sie den Herrn der Götter so sprechen hörte, frohlockte Parvati. Jeglicher Unbill, der sie während ihrer Askese gequält hatte, fiel von ihr ab und jede Erschöpfung verflüchtigte sich.«*

Die Passage beschreibt eindringlich, dass sich *Parvati* nach ihrem vergeblichen, gewöhnlichen Werben um *Shiva* schließlich dazu entschloss, sich mithilfe von Meditationen universellen Eigenschaften hinzugeben; sie verwirklichte ihre göttliche Natur – *Shakti* –, indem sie sich für den authentischen Verstand entschied und sich nicht mehr davon abbringen ließ.

---

* *Shiva Purana, Teil 2.* Motilal Barnasidass Publishers, Delhi/Indien 1970, Kap. 22-28, S. 554 ff.

Zu guter Letzt wurde sie für ihre Mühen belohnt und *Shiva* konnte und wollte ihrer nun göttlichen Natur nicht länger widerstehen.

Wenn auch Sie sich für Energie mit universellen Eigenschaften entscheiden, kann auch Ihnen ein spirituelles Vorspiel gelingen, und ganz sicher werden auch Ihre Mühen belohnt werden. Es spielt keine Rolle, wie lange man seine Beziehungen aus dem individuellen Verstand und dem Ego heraus geführt hat oder ob man noch nie vorher ein spirituelles Vorspiel gehabt hat. Man kann sich jederzeit dafür entscheiden, seinen universellen Eigenschaften als göttliches Wesen den Vorzug zu geben und mit einem Partner universelle Eigenschaften auszutauschen. Dann wird es möglich, dieselbe Glückseligkeit miteinander zu erleben wie das göttliche Paar *Shiva* und *Shakti*.

Um ein spirituelles Vorspiel zu verwirklichen, müssen sexuelle Handlungen von dem Verlangen motiviert sein, mit dem Partner universelle Eigenschaften auszutauschen. Um es nochmals zu betonen: Vergnügen, Intimität, Freude, Vertrauen, Wahrheit, Freiheit und bedingungslose Liebe haben die Eigenschaft, einem Paar auf direkteste und freudvollste Art und Weise zu wirklicher Nähe und Intimität zu verhelfen. Durch universelle Eigenschaften entstehen keine Anhaftungen – das heißt, man wird durch sie nicht auf ungesunde Art und Weise aneinander gebunden. Universelle Eigenschaften und sexuelle Energie bringen Ihnen und Ihrem Partner mehr Freiheit, mehr Selbstgewahrsein und mehr Selbstvertrauen.

Räumt man jedoch individuellen Eigenschaften einen größeren Stellenwert ein, wird man sich in seinem individuellen Verstand und seinem Ego verfangen. Individuelle Eigenschaften bieten keine Konstante und ändern sich ständig. Wenn man sie bevorzugt, wird man die eigenen universellen Eigenschaften als Gott bzw. Göttin nicht verkörpern können und keinen Zugang haben zu der sexuellen Energie, die ein spirituelles Vorspiel überhaupt erst möglich macht.

Um die eigenen Anhaftungen an den individuellen Verstand und das Ego zu überwinden, werde ich jetzt die Meditation zur Aktivierung der *Kundalini-Shakti* vorstellen.

Die *Kundalini-Shakti*

Sie ist das größte Reservoir an sexueller Energie im menschlichen Energiefeld und entstand im Rahmen der *Tattvas* zusammen mit uns und allem anderen im Universum aus *Shakti*. Es gibt sie als strukturelle *Kundalini* und als Schlangenenergie. Der Aufbau unseres Energiefeldes besteht aus struktureller *Kundalini*. Sie sorgt dafür, dass wir in allen Dimensionen des physischen und des nicht-physischen Universums funktionieren können. Ohne diese Struktur würde keine universelle (sexuelle) Energie durch unsere Chakren und Meridiane fließen und unsere aurischen Felder füllen können. Es gäbe keine energetische Verbindung zwischen unserem authentischen Verstand und dem Universellen Bewusstsein oder zwischen ihm und dem physisch-materiellen Universum, und niemand könnte miteinander in Kontakt und energetischen Austausch treten.

Die Schlangenenergie vervollständigt diese Funktionen. Meist liegt sie zusammengerollt und schlafend an der Basis der Wirbelsäule beim ersten Chakra. In tantrischen Texten ist oft zu lesen, dass sie in dieser ruhenden Form eine weibliche Polarität besitzt und dass ihr Kopf dabei nach unten zeigt. Wenn sie aufsteigt, richtet sich ihr Haupt nach oben, und sie wechselt in eine männliche Polarität. Sie kann bis zum Kronen-Chakra und darüber hinaus aufsteigen. Beim Aufsteigen fließt sie durch den männlichen *Gouverneur*-Meridian im Rücken (siehe auch Abb. 3, S. 46). Dabei aktiviert sie nicht nur unsere sieben traditionellen Chakren, sondern auch jene über und unter dem Körper und füllt unser gesamtes Energiesystem mit sexueller Energie.

Vier-Tage-Programm für das Aufsteigen der Schlangenenergie

Im Folgenden werde ich Ihnen ein Vier-Tage-Programm vorstellen, mit dessen Hilfe Sie Ihre Schlangenenergie aufsteigen lassen können, sodass sie ihre komplette Reise bis über Ihr Kronen-Chakra hinaus antreten kann.

Stufe eins besteht aus den drei yogischen Schleusen, die ich schon in Kapitel 2 beschrieben habe (S. 51 ff.). In der *zweiten Stufe* werden Sie Ihr Energiefeld auf den sieben Dimensionen Ihrer sieben traditionellen Chakren mit sexueller Energie füllen. *Stufe drei* ist die Anwendung des Mudras für Selbstakzeptanz, das Sie bereits aus Kapitel 1 kennen (S. 36 f.). Die *vierte und abschließende Stufe* ist die *Shushumna*-Meditation, mit der die gesamte Wirbelsäule energetisiert wird. Am besten ist, Sie machen jede einzelne dieser Stufen an vier aufeinanderfolgenden Tagen und am fünften Tag alle hintereinander.

1. Tag – Die yogischen Schleusen

Alle drei Schleusen helfen Ihnen dabei, den Fluss sexueller Energie durch Körper und Energiesystem zu verbessern. Sie sollten alle drei in gerader Haltung durchführen, indem Sie sich entweder gerade hinlegen oder besser noch auf einen Stuhl setzen und die Füße fest auf den Boden stellen. Da die Schlangenenergie von unten aufsteigt, beginnen wir diesmal mit der Wurzel-Schleuse, gehen im Anschluss zur Zwerchfell-Schleuse und dann erst zur Nacken-Schleuse.

Mula Bandha oder die Wurzel-Schleuse ist die komplexeste dieser drei Schleusen und hat einen großen Effekt auf die Schlangenenergie.

Zu Beginn atmest du zunächst tief ein und beim Ausatmen ziehst du deinen Aftermuskel nach innen, so, als würdest du dir einen Darmwind verkneifen wollen. Anschließend ziehst du auch deine Sexualorgane nach innen, sodass der gesamte Unterleibstrakt angespannt ist. Dann ziehst du den unteren Bauch nach oben Richtung Bauchnabel und nach innen Richtung Wirbelsäule, wodurch das Rektum und die Sexualorgane noch weiter nach oben und Richtung Rücken gezogen werden. Diese komplexe Anspannung sollte ausschließlich während oder nach der Ausatmung durchgeführt werden.

Wenn sie vollendet ist, halte sie, bis du bis fünf gezählt hast; lass sie los und atme erst dann wieder ein. Wiederhole diesen Vorgang drei Mal. Danach entspanne dich und atme normal weiter, während du darauf achtest, wie jetzt viel mehr sexuelle Energie durch deinen unteren Bauch und deine untere Wirbelsäule fließen kann.

Bei *Uddiyana Bandha* oder der Zwerchfell-Schleuse ziehst du ebenfalls beim Ausatmen dein Zwerchfell nach innen und oben Richtung Brust, während du gleichzeitig den oberen Bereich deines Bauches nach oben und Richtung Wirbelsäule ziehst. Auch hier solltest du die Spannung nach der Ausatmung halten, bis du im Geiste bis fünf gezählt hast. Achte dabei auf deinen Rücken direkt hinter dem Solarplexus – du solltest jetzt dort ein Kribbeln spüren, das allmählich zunimmt und schließlich zu einem warmen Glühen wird, welches deine Wirbelsäule hinauf zum Herz-Chakra wandert. Wenn du bis fünf gezählt hast, atmest du wieder ein, lässt die Spannung in deinem Bauch los und zählst ebenfalls bis fünf.

Wiederhole das Ganze drei Mal, dann entspanne dich und atme ganz normal weiter. Achte darauf, wie sich der verstärkte Energiefluss deine Wirbelsäule emporarbeitet.

Für *Jalandhara Bandha* oder die Nacken-Schleuse ziehst du – diesmal beim Einatmen – dein Kinn nach innen und spannst deinen Nacken an, so als würdest du beide zusammenpressen wollen. Dein Kopf ruht letztendlich auf deiner Schultermuskulatur. Es wird sich ein bisschen so anfühlen, als hättest du gar keinen Hals. Achte darauf, dass sich dein Kopf mittig befindet, und lass ihn nicht nach vorn oder hinten kippen. Wenn du jetzt auf deine Wirbelsäule direkt unterhalb des Nackens achtest, wirst du auch dort ein Kribbeln bemerken, das langsam aufsteigt, stärker wird und in alle Richtungen strahlt. Dies zeigt dir, dass mehr sexuelle Energie durch deine Wirbelsäule fließt und dass die Energiezentren in deinem Hals aktiv geworden sind. Freude wird ganz spontan auftauchen. Halte die Spannung mit angehaltenem Atem und zähle dabei bis fünf. Dann atmest du aus und pausierst, während du erneut bis fünf zählst, dann atmest du ganz normal weiter.

Auch diesen Vorgang solltest du drei Mal wiederholen. Nach der dritten Wiederholung lass dir ungefähr zwei Minuten Zeit, bis du spürst, dass sexuelle Energie ganz sanft deinen Nacken emporsteigt. Wenn es keine zu starken Blockaden gibt, wirst du ein Glühen in Nacken und Schultern spüren, das von einem Gefühl innerer Sicherheit und Stärke begleitet wird.

Sollten Sie die drei Schleusen miteinander verbinden wollen: Eine Anleitung dafür finden Sie auf Seite 55 f..

2. Tag – Das Energiefeld auffüllen

Am zweiten Tag des Vier-Tage-Programms füllen Sie Ihr Energiefeld in den sieben Dimensionen Ihrer traditionellen Chakren mit sexueller Energie.

Setze dich dafür bequem und gerade hin und schließe deine Augen. Dann gehe in die Yoga-Atmung (S. 70 f.). Anschließend zählst du von fünf bis eins und dann von zehn bis eins rückwärts. Danach entspannst du mit der Standard-Methode (S. 58 f.) deine Körpermuskeln. Jetzt bekräftigst du: *»Es ist meine Absicht, mein Herz-Chakra zu aktivieren und mich darin zu zentrieren.«* Nimm dir einige Augenblicke Zeit, um die Wirkung zu genießen. Dann fügst du hinzu: *»Es ist meine Absicht, mein Energiefeld in der Dimension meines ersten Chakras mit sexueller Energie zu füllen.«* Nach zwei bis drei Minuten machst du weiter mit dem Satz: *»Es ist meine Absicht, mein Energiefeld auf der Dimension meines zweiten Chakras mit sexueller Energie zu füllen.«* Wende nach einer kleinen Pause im Anschluss genau denselben Satz für dein drittes, viertes, fünftes, sechstes und siebtes Chakra an.

Anschließend nimmst du dir noch zehn Minuten, um die Wirkung nachklingen zu lassen. Dann bringst du dich aus der Meditation hinaus, indem du langsam bis fünf zählst. Wenn du die Augen wieder öffnest, wirst du dich hellwach fühlen, vollkommen entspannt und besser als zuvor.

3. Tag – Das Mudra für Selbstakzeptanz

Das Mudra für Selbstakzeptanz am dritten Tag des Vier-Tage-Programms hilft Ihnen, sich genauso anzunehmen, wie Sie sind – auch Ihre neue sexuelle Identität; und die wird nicht lange auf sich warten lassen, wenn Sie Ihre *Kundalini-Shakti* befreit und infolgedessen erlebt haben, welche Dimensionen Ihnen durch ein spirituelles Vorspiel zugänglich werden.

Setze dich für das Mudra bequem und gerade hin. Fahre mit deiner Zungenspitze den Gaumen entlang bis zu der Stelle, wo der Knochen aufhört und der weiche Bereich des Gaumens beginnt. Dann legst du deine Fußsohlen aneinander. Lege nun deine Daumen vom Ballen bis zur Spitze seitlich aneinander und dann den rechten Zeigefinger vom zweiten Gelenk an über den linken Zeigefinger, den du ebenfalls am zweiten Gelenk einknickst. Die Mittelfinger legst du ausgestreckt Kuppe an Kuppe aneinander, die Ringfinger rollst du Richtung Handfläche ein, legst sie dort aneinander, und die kleinen Finger werden wieder ausgestreckt an den Kuppen aneinandergelegt (siehe Abb. 2, S. 37). Halte das Mudra für zehn Minuten. Dann löse zuerst die Finger, danach die Zunge und zuletzt die Füße.

Durch das Mudra für Selbstakzeptanz haben Felder aus individueller Energie, karmische Altlasten und einschränkende Überzeugungen viel weniger Einfluss auf die Schlangenenergie und ihren Aufstieg durch den *Shushumna*-Meridian.

4. Tag – Die *Shushumna*-Meditation

Yoga und Tantra lehren, dass der *Gouverneur*- und der *Konzeptual*-Meridian mit dem *Ida* und *Pingala* zusammenschmelzen, sobald die *Kundalini-Shakti* das Kronen-Chakra erreicht. Auf diese Weise entsteht ein großer Kanal für sexuelle Energie, der sich vom Zentrum unseres Energiefeldes bis hin zu den Oberflächen der aurischen Grenzen erstreckt. Man muss allerdings etwas Geduld dafür aufbringen. Oft müssen die Chakren erst nach und nach einzeln aktiviert werden, bis alles wirklich in Fluss gerät. Und auch das Aufsteigen der Schlangenenergie kann Wochen oder Monate in Anspruch nehmen, bis es tatsächlich beim Kronen-Chakra ankommt. Die Arbeit mit der *Kundalini-Shakti* ist ein langwieriger Prozess, und Sie werden Disziplin und Ausdauer beweisen müssen. Am allerwichtigsten dabei ist die eigene Bereitschaft, seine Grenzen zu überwinden.

Wenn man wirklich will, dass die Schlangenenergie aufsteigt, und wenn man die Meditation regelmäßig macht, ist es nur eine Frage der Zeit, bis sie ihren Aufstieg beginnt.

Dann werden in Ihrer Beziehung universelle Energie und Eigenschaften die Führung übernehmen. Sobald sexuelle Energie unsere Wirbelsäule hinauffließt, wird sie von den Chakren in höhere Frequenzen umgewandelt. Die *Shushumna*-Meditation hilft, diese Umwandlung zu unterstützen, was der Schlangenenergie auch ihren Aufstieg erleichtert.

Führe bei diesen Meditationen zunächst dieselben einleitenden Schritte durch wie bei allen anderen Meditationen (Yoga-Atmung, S. 70 f., Standard-Methode, S. 58 f.). Anschließend sagst du den ersten Satz: *»Es ist meine Absicht, mich in meinem Energiefeld zu zentrieren.«* Lass dir einen Moment Zeit, um die Wirkung zu genießen. Dann richte deine Aufmerksamkeit auf dein erstes Chakra an der Basis der Wirbelsäule. Schnell wirst du dort ein Prickeln spüren. Atme nun in dein erstes Chakra hinein. Nach kurzer Zeit kannst du sogar die Gefühle wahrnehmen, die deinem ersten Chakra entsprechen. Bleibe mit deiner Aufmerksamkeit ungefähr zwei Minuten beim ersten Chakra und gehe dann bei jedem Atemzug mit deiner Aufmerksamkeit und Atmung einen Zentimeter in die Höhe.

Lass dich auf die Empfindungen jedes einzelnen Wirbels ein, bis du schließlich beim zweiten Chakra angelangt bist. Atme nun zwei Minuten lang in das zweite Chakra und spüre die Gefühle, die mit ihm in Verbindung stehen.

Dann wanderst du mit deiner Aufmerksamkeit und deinem Atem weiter aufwärts – Zentimeter für Zentimeter – und verweilst ebenfalls mindestens zwei Minuten beim dritten, vierten, fünften, sechsten und siebten Chakra.

Solltest du bei irgendeinem Chakra keine deutlichen Empfindungen haben oder statt angenehmen Gefühlen eher Druck oder Schmerz spüren, dann bleibe etwas länger dort, bis sich die vorhandene Blockade löst. Klappt das nicht, so lasse es vorerst gut sein und mache mit den folgenden Chakren weiter. Wenn du die

Meditation regelmäßig anwendest, so wird sich früher oder später ein Erfolg einstellen. Manche Blockaden können sehr stark sein. Dann ist es in jedem Fall besser, mit Kontinuität vorzugehen, anstatt sie mit Gewalt beseitigen zu wollen. Denk daran: Steter Tropfen höhlt den Stein.

Sobald du alle sieben Chakren absolviert hast, entspann dich für etwa fünf Minuten und achte darauf, wie du dich fühlst. Nach dieser Zeitspanne – oder auch länger, wenn du das Bedürfnis hast – öffne die Augen. Du wirst dich hellwach fühlen, vollkommen entspannt und besser als zuvor.

Wenn Sie das Vier-Tage-Programm absolviert haben und Ihre *Kundalini-Shakti* aktiv geworden ist, werden Sie merken, dass es Ihnen viel leichter fällt, ein herkömmliches Vorspiel durch ein spirituelles zu ersetzen. Mit aktivierter *Kundalini-Shakti* ist es nämlich gar nicht mehr so schwer, seine universellen Eigenschaften als Gott oder Göttin mit einem anderen Menschen auszutauschen und gemeinsam sexuelle Ekstase und wahre körperliche Liebe zu erfahren.

11
Die Göttin feiern

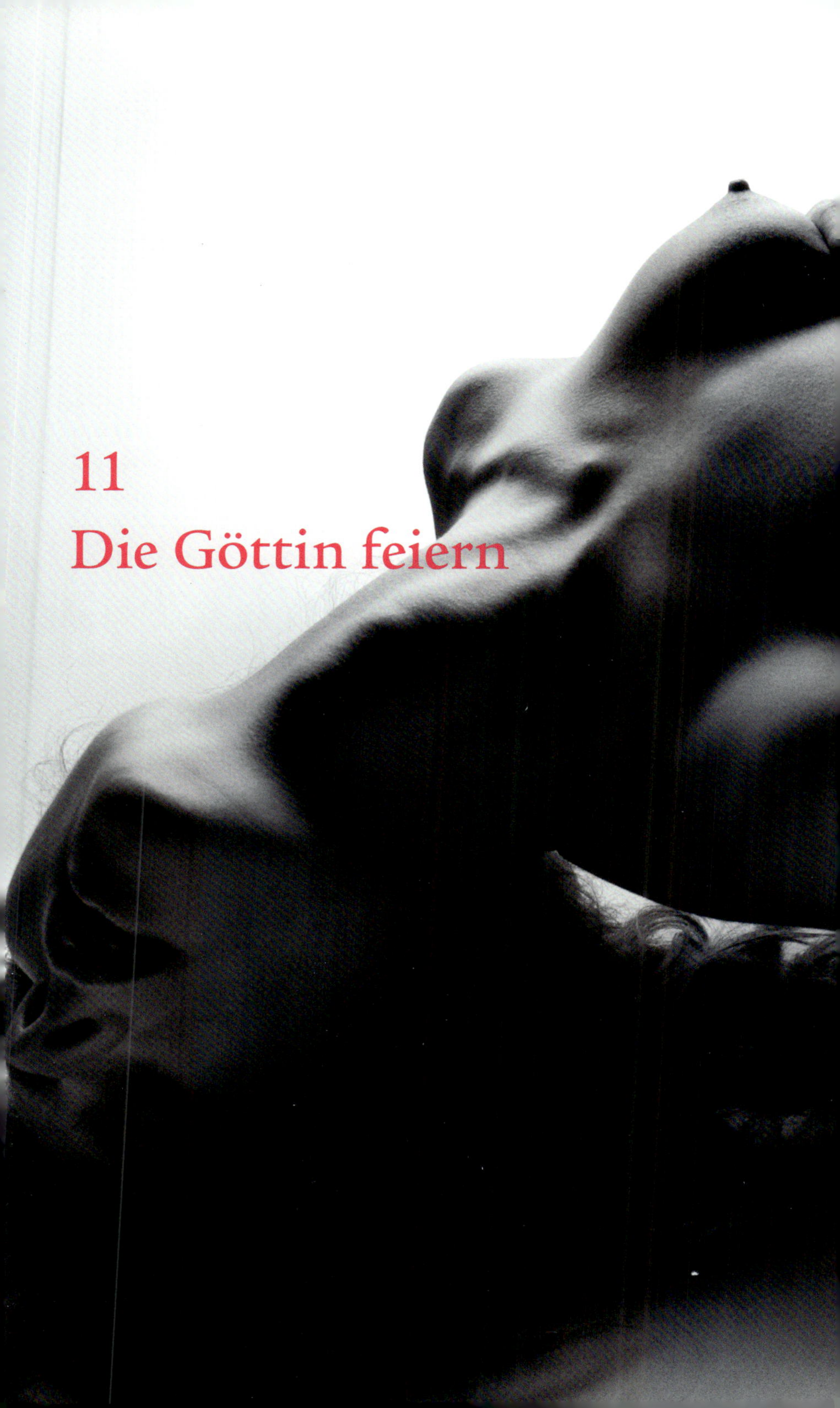

Ein sehr aufregender Aspekt, den man ebenfalls in ein spirituelles Vorspiel mit einbauen kann, ist das Feiern der Göttin (*Shakti*) in ihrer menschlichen Form. In vielen religiösen Kulturen ist die Verehrung der Frau als Verkörperung der Göttin ein zentrales Thema. Außerdem hilft dies, die eigene geschlechtliche Ausrichtung auszugleichen, zu stärken und in Einklang mit den universellen Eigenschaften der Göttin zu gelangen. So werden Sie sich selbst und Ihren Partner viel mehr genießen können – egal, ob Sie ein Mann oder eine Frau sind. Wenn Sie aus einer patriarchalen Kultur stammen, ist Ihnen der Ansatz der Verehrung des Weiblichen vielleicht etwas fremd, aber schon Dr. John Mumford sagte in seinem Buch *Ecstasy Through Tantra:* »Frauen sind Götter, Frauen sind das Leben selbst, Frauen sind wundervoll.«* Diese Worte sind von ihm an den Buddha gerichtet.

Für Kinder ist das Feiern des Lebens und damit der Göttin ein so natürliches Bedürfnis, dass sie gar nicht anders können. Schon Jesus hat gesagt: »Wenn ihr nicht umkehrt und wie die Kinder werdet, so werdet ihr nicht ins Himmelreich kommen.« (Matthäus, 18-3) Die Spontaneität, Lebendigkeit und Kreativität, die Kinder ganz natürlich an den Tag legen und unaufhörlich ausleben, ist nichts anderes als eine Verehrung und ein Feiern der Göttin selbst. Bis zum Alter von ungefähr sieben Jahren ist Kindern der Ausdruck purer Lebensfreude ein innewohnendes Bedürfnis. Sie haben sich in diesem Alter noch nicht völlig entwickelt und haften deshalb auch weniger an einschränkenden Glaubenssätzen und karmischem Ballast an, was ein Feiern der Göttin geradezu ungebremst zulässt.

Wenn dann aber im Laufe der Jahre Glaubenssätze verinnerlicht werden, das mitgebrachte karmische Gepäck mehr und

---

* Mumford, John: *Ecstasy Through Tantra.* Lewellyn Publications, Saint Paul/Minnesota 1975, S. 15

mehr zum Tragen kommt und weitere negative Einwirkungen von außen hinzukommen – wie beispielsweise die Projektionen anderer Menschen –, bildet sich das »Ich« aus und die Anhaftung an den individuellen Verstand sowie an das Ego verfestigt und vollendet sich. Resultat dieser Anhaftung ist das Gefühl, allein zu sein und vom Universellen Bewusstsein getrennt. Plötzlich werden sich Kinder der Grenzen bewusst, die ihnen durch ihr Karma auferlegt sind, und sie verlieren das Gefühl, in sich und im Außen alles erreichen zu können. Die Persönlichkeit fängt an, sich herauszubilden, die Kinder beginnen, sich mit ihr zu identifizieren und entwickeln eine zunehmend festgefahrene Einstellung zu sich selbst und innerhalb ihrer Beziehungen.

Wenn man aber lernt, die Göttin wieder zu feiern, kann man die kindliche Freude zurückgewinnen, die vor der eigenen Anhaftung an das »Ich« und an den individuellen Verstand und das Ego noch ganz von selbst aus einem hervorsprudelte. Feiert man die Göttin in ihrer menschlichen Form, sagt man »ja« zu *Shaktis* kreativer Rolle im Universum, und dann werden ihre Eigenschaften einem auch in viel größerem Umfang zur Verfügung stehen.

Das Feiern der Göttin kann auf drei verschiedene Arten stattfinden: 1. Man kann in seinem Energiefeld einen Raum schaffen, welcher der Göttin geweiht ist. 2. Man kann die Bereiche im eigenen Energiefeld aktivieren, die weiblich polarisiert sind (das gilt für Männer wie für Frauen). 3. Man kann mit seinem Partner sexuelle Ekstase erleben, denn auch Liebe, Sex und Ekstase sind ein Fest für die Göttin und eine Huldigung an ihre Kraft und ihre Macht.

Das *Yoni*-Mudra

Im Tantra gibt es ein Mudra, das speziell darauf angelegt ist, einen heiligen Raum für die Göttin im eigenen Energiefeld zu kreieren - das *Yoni*-Mudra. Es hilft, die eigene natürliche sexuelle Identität und die sexuelle Energie aus dem zweiten Chakra voll und ganz zu akzeptieren - egal, ob man ein Mann oder eine Frau ist. Das *Yoni*-Mudra repräsentiert die Göttin in ihrer ganzen Fülle als Archetyp für das göttlich Weibliche und als Quelle kreativer, sexueller Energie.

Yoni ist ein Sanskritwort und bedeutet »göttliche Passage« oder »Ort der Geburt«. Ihre Entsprechung auf der physisch-materiellen Ebene ist die weibliche Vagina. Im weiteren Sinne ist damit auch die Quelle von allem gemeint - der Ursprung oder der heilige Ort.

Um das *Yoni*-Mudra auszuführen, setze dich zunächst bequem und gerade hin. Dann schließe deine Augen und praktiziere zwei bis drei Minuten lang die Yoga-Atmung (S. 70 f.). Nun bekräftigst du: *»Es ist meine Absicht, in meinem Energiefeld gegenwärtig zu werden.«* Sobald du gegenwärtig bist, legst du deine Hände leicht schräg aneinander, sodass die Handflächen dir zugewandt sind. Dann legst du deine kleinen Finger und die Ringfinger beim ersten Gelenk übereinander, die Mittelfinger sollten sich ausgestreckt an den Kuppen berühren. Die Zeigefinger bleiben einfach geradeaus gestreckt und die Daumen werden in die Handfläche gelegt (siehe Abb. 16).

Wenn Sie das *Yoni*-Mudra täglich zehn Minuten anwenden, schaffen Sie in Ihrem Energiefeld einen heiligen Raum, sodass die universellen Eigenschaften der Göttin durch das eigene Energiefeld hervorstrahlen können.

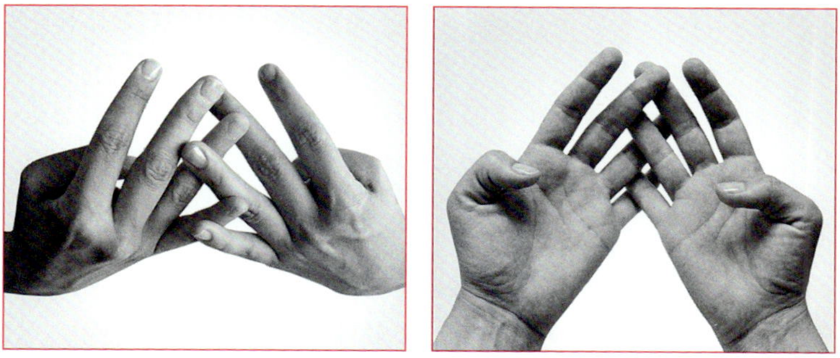

Abb. 16: Das *Yoni*-Mudra

Das *Yoni*-Mudra – für Paare

Das *Yoni*-Mudra gibt es auch als Variante für Paare und eignet sich hervorragend für das spirituelle Vorspiel.

Setzt euch dafür auf den Boden und seht euch an. Legt eure Fußsohlen aneinander, sodass eure Beine eine Raute bilden. Dann schließt eure Augen und macht zwei bis drei Minuten lang die Yoga-Atmung. Dann sagt ihr beide gleichzeitig den Satz: *»Es ist meine Absicht, in meinem Energiefeld gegenwärtig zu werden.«* Sobald ihr gegenwärtig seid, führt ihr beide das *Yoni*-Mudra aus und haltet es ungefähr zehn Minuten lang. Dann löst ihr es und öffnet eure Augen – lasst aber eure Füße noch eine Weile aneinander und seht euch dabei an. Durch das Anschauen verstärkt sich die Wirkung des Mudras noch.

Euer gemeinsames Feiern der Göttin wird dafür sorgen, dass ihr viel mehr Vergnügen miteinander erlebt. Euer sexuelles Empfindungsvermögen wird intensiver werden und ihr werdet nach dem Sex ein viel tieferes und befriedigenderes »Nachglühen« miteinander erleben.

Die *OM*-Technik – für Paare

Hier eine weitere Möglichkeit, die Göttin zu feiern. Sie bringt Paaren noch tiefere Nähe und Intimität.

Dafür setzt ihr euch gegenüber und legt eure Beine um- bzw. übereinander. Nachdem ihr euch entspannt und eine Weile die Yoga-Atmung (S. 70 f.) gemacht habt, sagt ihr gleichzeitig den Satz: *»Es ist meine Absicht, mein Herz-Chakra zu aktivieren und mich darin zu zentrieren.«* Dann sollte sich die Frau auf den Schoß des Mannes setzen. Umschlingt euch jetzt mit Armen und Beinen – aber so, dass es bequem ist. Der Mann sollte seinen Kopf auf der rechten Körperseite seiner Partnerin ablegen, tief einatmen und beim Ausatmen ganz sanft »OM« in der Tonlage »C« chanten (= tönen, singen). C ist der Ton der Herz-Chakras und entspricht dem italienischen »Do«. Durch diesen Ton wird das Herz-Chakra des Mannes und ganz besonders dessen weibliche Vorderseite aktiver.

Der Mann sollte darauf achten, dass er die Vibration aus seinem Herz-Chakra in das Energiefeld seiner Partnerin fließen lässt. Das erfordert keinerlei Mühe. Solange der Mann in seinem Herz-Chakra zentriert bleibt und er und die Frau sich umarmen, geschieht dieser Austausch ganz von selbst. Nach ungefähr zwei bis drei Minuten kann er seinen Kopf langsam auf die andere Seite seiner Partnerin legen und das Chanten wiederholen. Ist das beendet, sollte die Frau ihren Kopf auf seine linke Schulter legen und ebenfalls zwei bis drei Minuten lang in »C« chanten. Auch sie legt ihren Kopf anschließend auf die rechte Seite ihres Partners und wiederholt den Vorgang.

Anschließend solltet ihr beide gemeinsam chanten, wobei ihr die Köpfe erst in die eine und dann in die andere Position bringt. Wenn ihr zusammen in beide Körperrichtungen gechantet habt, dann liegt euch noch eine Weile in den Armen und genießt die universellen Eigenschaften der Göttin.

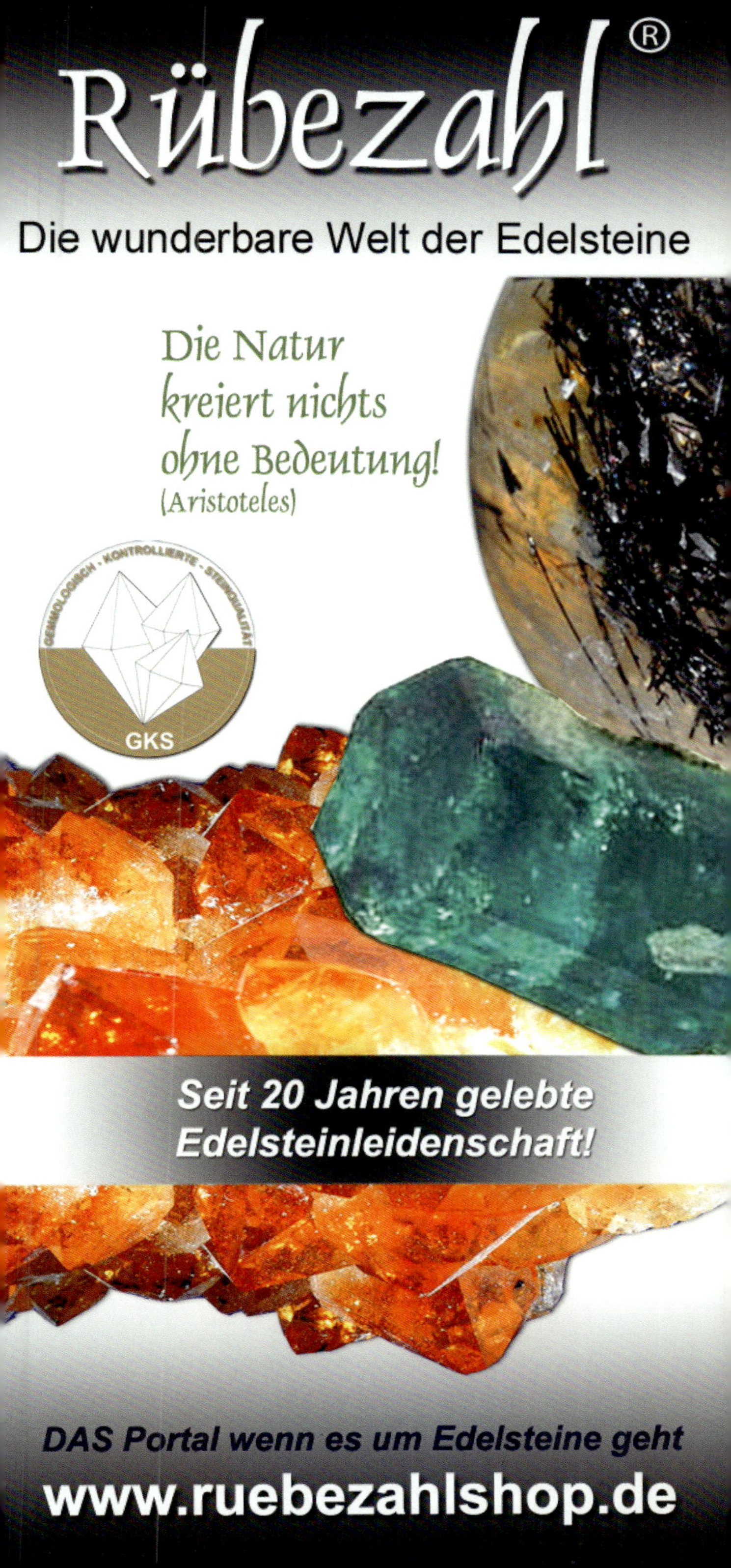
Rübezahl®
Die wunderbare Welt der Edelsteine
Die Natur kreiert nichts ohne Bedeutung!
(Aristoteles)
GEMMOLOGISCH · KONTROLLIERTE · STEINQUALITÄT
GKS
Seit 20 Jahren gelebte Edelsteinleidenschaft!
DAS Portal wenn es um Edelsteine geht
www.ruebezahlshop.de

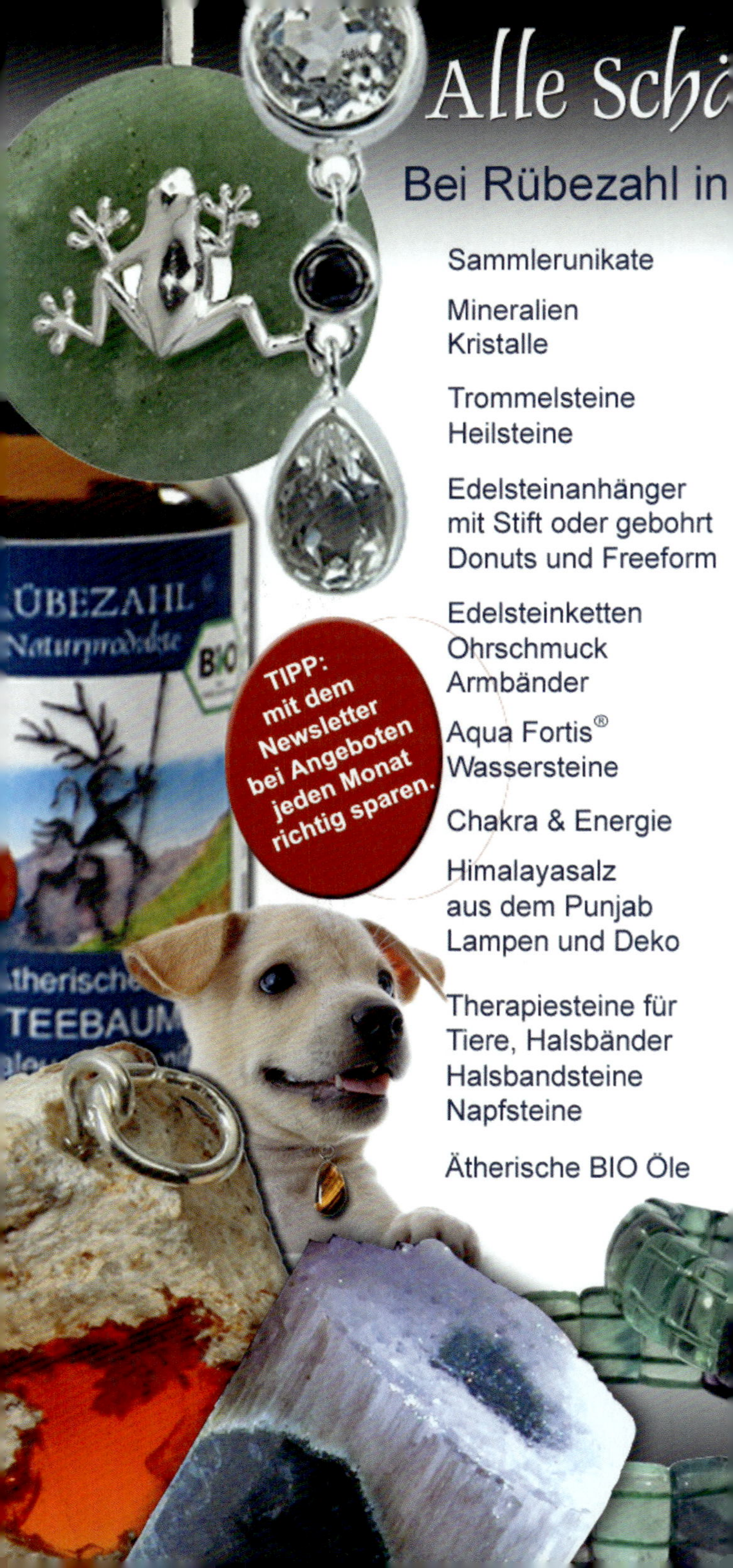
Alle Schä
Bei Rübezahl in
Sammlerunikate
Mineralien
Kristalle
Trommelsteine
Heilsteine
Edelsteinanhänger
mit Stift oder gebohrt
Donuts und Freeform
Edelsteinketten
Ohrschmuck
Armbänder
Aqua Fortis®
Wassersteine
Chakra & Energie
Himalayasalz
aus dem Punjab
Lampen und Deko
Therapiesteine für
Tiere, Halsbänder
Halsbandsteine
Napfsteine
Ätherische BIO Öle
TIPP:
mit dem
Newsletter
bei Angeboten
jeden Monat
richtig sparen.
ÜBEZAHL
Naturprodukte
BIO
therische
TEEBAUM

tze dieser Erde

über 160 Steinsorten

Edelsteine, die ewigen und starken Begleiter des Menschen. Ganz sicher immer zeitlos schön und jene die energetisch mit Steinen arbeiten, schwören auf die lebendige Seele des Steins, die lange im Verborgenen darauf gewartet hat von uns entdeckt und genutzt zu werden.
Rübezahl garantiert und verspricht, dass Ihr hier ausschließlich echte, handverlesene Steine findet.

Mineralien und Kristalle mit der Urkraft, Handschmeichler als Heilstein nach Hildegard v. Bingen, für Reiki oder Chakraanwendungen oder einfach einen Stein als versteckte Kraft in allen Lebenslagen.

Nicht zu vergessen der Edelsteinschmuck. Edelsteine wurden schon von Alters her zu Schmuck weiterverarbeitet. Irgendetwas hat wohl immer dazu verleitet uns mit diesen Kindern der Erde zu "schmücken". Es ist schön seinen Lieblingsstein um den Hals, am Arm oder am Finger zu tragen. Mann/Frau weiß, dass es gut aussieht UND Steinefreunde erfreuen sich auch noch an der Kraft des Schmuckstücks, das auch immer Einiges über die Persönlichkeit der Trägerin oder des Trägers aussagt.

Möge Euch immer der rechte Stein zur Seite stehen.
Euer
RÜBEZAHL

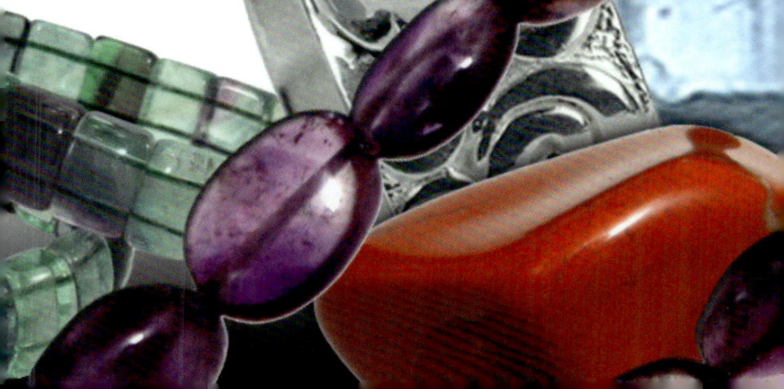

Die *Yoni* feiern – für Paare

Für den Mann gibt es noch eine ganz besondere Möglichkeit, die *Yoni* zu feiern und zu verehren, und zwar wie folgt: Jede Frau ist in der Lage, die universellen Eigenschaften der Göttin über ihre *Yoni* zu manifestieren. Wenn nun der Mann der *Yoni* Vergnügen bereitet, ohne gleich auf eine Gegenleistung zu hoffen, kann er seine Partnerin und ihr Verhältnis zu *Shakti* feiern und wertschätzen. In dieser Übung wird der Mann – als Verkörperung *Shivas* – seiner Partnerin – als Verkörperung *Shaktis* – Vergnügen bereiten und ihre *Yoni* energetisieren.

Entkleidet euch beide, setzt euch gegenüber und geht für einige Momente in die Yoga-Atmung (S. 70 f.). Dann aktiviert ihr euer Herz-Chakra und zentriert euch darin. Dann öffnet die Frau langsam ihre Beine und entblößt ihre *Yoni*. Der Mann betrachtet sie für eine Weile und führt sein Gesicht dann ganz nah an sie heran. Sobald er sich direkt vor ihr befindet, atmet er tief durch den Mund ein und lässt die sexuelle Energie, die er einatmet, direkt in sein Herz-Chakra fließen. Danach sollte er seinen Atem einige Momente lang anhalten und die sexuelle Energie anschließend durch die Nase direkt in die *Yoni* hineinfließen lassen.

In tantrischen Texten wird die *Yoni* oft als »Hochofen« bezeichnet. Wenn der Mann sexuelle Energie in die *Yoni* atmet, ist das so, als würde er das Feuer schüren. Die sexuelle Energie wird die kreative Macht *Shaktis* erwecken und Beine, Wirbelsäule und auch den Kopf seiner Partnerin vollständig energetisieren. Manchmal ist dieser Energieschub so überwältigend, dass die Frau förmlich zu *Shakti* wird und ihre universellen Eigenschaften mit ihrem Partner in sexueller Ekstase und tief miteinander erlebter Intimität austauschen kann.

Die *Trishira*-Meditation und das *Trishira*-Mudra

Es gibt noch eine weitere Meditation, mit der man der Göttin Kraft schenken und sie feiern kann – die *Trishira*-Meditation. Mit ihr erhöht man den Strom sexueller Energie in den drei Hauptmeridianen – dem *Ida*, *Pingala* und dem *Gouverneur. Tri* bedeutet im Sanskrit »drei« und *shira* »das, was trägt«. Aus Kapitel 3 wissen Sie bereits, dass Meridiane Energieströme sind, die Chakren miteinander verbinden und sexuelle Energie in unserem gesamten Energiesystem verteilen. Vier der wichtigsten Meridiane sind der genannte *Ida*, der *Pingala*, der *Gouverneur* und der *Konzeptual*. Obwohl die Meridiane oft mit den Venen und Arterien des physischen Körpers verglichen werden, ähneln sie doch eher Luftadern in der Atmosphäre oder Wasserströmen in den Ozeanen.

Die Energie, die durch den *Trishira* fließt, hat ihren Ursprung an der Basis der Wirbelsäule, wo sich auch die zusammengerollte Schlangenenergie befindet. Viele yogische und tantrische Praktiken haben die Stärkung und den Ausgleich dieser drei Energieströme zum Ziel, denn wenn die *Kundalini-Shakti* bis zum Kronen-Chakra aufsteigt, schmelzen der *Gouverneur*, der *Ida* und der *Pingala* zu einem dicken Kanal sexueller Energie zusammen und lassen das gesamte Energiefeld zu einem Fest der kreativen Macht der Göttin werden. Auch wenn es viel Übung und Zeit in Anspruch nimmt, die *Kundalini* aufsteigen zu lassen, kann man die Göttin jederzeit stärken, wenn man den Energiefluss durch die drei *Trishira*-Meridiane verstärkt und ausgleicht.

Mit der nun folgenden Meditation können Sie den Druck in Ihrem Energiefeld erhöhen, indem Sie Ihr erstes und Ihr siebtes Chakra aktivieren. Anschließend werden Sie das *Trishira*-Mudra ausführen und dabei in Ihrem authentischen Verstand gegenwärtig bleiben. Zum Schluss aktivieren Sie noch die kleinen

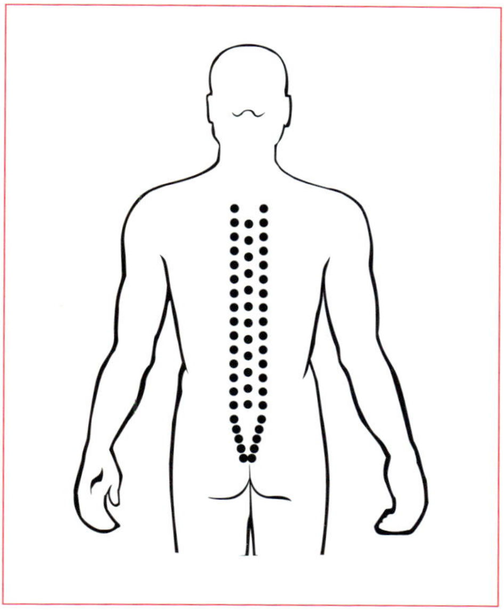

Abb. 17: Die kleinen Energiezentren im *Trishira*

Energiezentren, die sich verteilt entlang der drei *Trishira*-Meridiane befinden.

Im *Gouverneur* gibt es zwölf kleine Energiezentren und entlang des *Idas* und des *Pingalas* jeweils 20 (siehe Abb. 17). Um die Göttin zu stärken, sollte man sie alle aktivieren. Das ist bei weitem nicht so mühsam, wie es bei dieser großen Anzahl den Anschein hat, denn sie lassen sich alle gleichzeitig aktivieren. Alle kleinen Energiezentren des *Gouverneur*-Meridians liegen zwischen den Wirbelknochen. Die Energiezentren im *Ida* und *Pingala* liegen an entsprechenden Stellen rechts und links der Wirbelsäule. Zuerst werden Sie die Energiezentren im *Gouverneur* aktivieren, dann die im *Ida* und schließlich auch die im *Pingala*.

Um mit der *Trishira*-Meditation zu beginnen, setze dich gerade und bequem hin. Gehe zunächst in die Yoga-Atmung (S. 70 f.) und

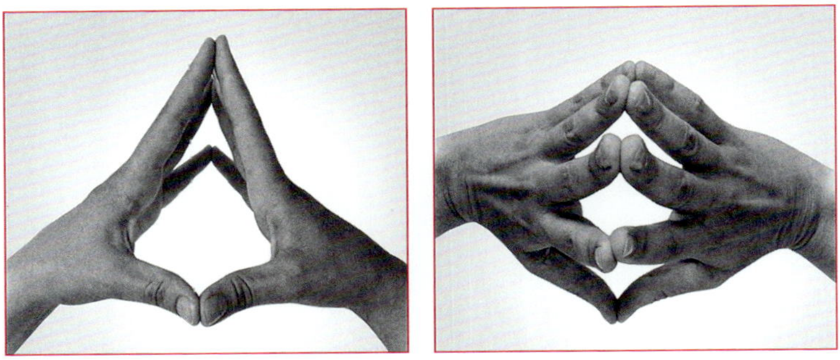

Abb. 18: Das *Trishira*-Mudra

zähle anschließend von fünf bis eins rückwärts. Entspanne deine Muskeln mit der Standard-Methode (S. 58 f.) und sage dann: *»Es ist meine Absicht, mein Herz-Chakra zu aktivieren und mich darin zu zentrieren.«* Danach fügst du hinzu: *»Es ist meine Absicht, in meinem authentischen Verstand gegenwärtig zu sein.«* Nachdem du gegenwärtig geworden bist, sagst du: *»Es ist meine Absicht, mein erstes Chakra zu aktivieren«*, und anschließend: *»Es ist meine Absicht, mein siebtes Chakra zu aktivieren.«* Nun lass dir zwei bis drei Minuten Zeit, um die Wirkung zu genießen.

Um nun das *Trishira*-Mudra auszuführen, öffne deine Augen, aber fokussiere sie nicht. Gleite mit deiner Zunge an den unteren Vorderzähnen hinab, bis deine Zungenspitze an der Stelle ankommt, wo es weich wird. Lege jetzt alle Fingerkuppen deiner rechten und deiner linken Hand aneinander, sodass sich insgesamt fünf Giebel bilden (siehe Abb. 18). Dann legst du deine Fußsohlen aneinander.

Um nun die kleinen Energiezentren im *Gouverneur* zu aktivieren, löst du deine Zunge kurz aus ihrer Position und sagst: *»Es ist meine Absicht, die kleinen Energiezentren in meinem Gouverneur-Meridian zu aktivieren, die zum Trishira dazugehören.«* Nach einem kurzen Moment Pause fügst du hinzu: *»Es ist meine Absicht, die kleinen Energiezentren in meinem Pingala-Meridian zu aktivieren, die zum Trishira dazugehören«*, und zuletzt: *»Es ist meine Absicht, die kleinen Energiezentren in meinem Ida-Meridian zu aktivieren, die zum Trishira dazugehören.«* Gleite mit deiner Zungenspitze zurück an die weiche Stelle, und halte das *Trishira*-Mudra für fünf Minuten, während du den verstärkten Energiefluss in den drei wichtigen Meridianen genießt.

Nach fünf Minuten löst du das Mudra, zählst von eins bis fünf und öffnest die Augen. Du wirst dich hellwach fühlen, vollkommen entspannt und besser als zuvor.

Das *Maithuna*-Ritual – für Paare

Mit der letzten Übung in diesem Kapitel, dem *Maithuna*-Ritual, können Mann und Frau gemeinsam die Göttin feiern. In den meisten tantrischen Ritualen bildet diese Übung den Höhepunkt. Im Sanskrit bezeichnet *Maithuna* den Moment des intimen verschmolzenen Seins, wenn Mann und Frau untrennbar ineinander verschlungen sind. Das Ziel des *Maithuna*-Rituals ist das Erleben derselben sexuellen Ekstase, wie sie *Shiva* und *Shakti* in ihrer Umarmung miteinander erleben. Dafür müssen beide Partner im authentischen Verstand zentriert bleiben und ihre sexuelle Energie unter bewusste Kontrolle bringen. Der Energiefluss muss bei beiden Partnern stark sein und gleichzeitig sollte man darauf achten, dass die sexuelle Energie nicht durch ein Zuviel an Stimulation oder durch eine vorzeitige Ejakulation verpufft.

In früheren Zeiten gingen dem *Maithuna*-Ritual sehr umfangreiche Vorbereitungsmaßnahmen voraus, die das Freisetzen angestauter sexueller Energie zum Ziel hatten. Georg Feuerstein spricht in seinem Buch *Tantra: The Path of Ecstasy* davon, dass Praktizierende nach Anwendung des *Maithuna*-Rituals in völliger Glückseligkeit umherlaufen, Gedichte aufsagen, singen, in die Hände klatschen, vor Freude weinen, Musik spielen, tanzen, torkeln und zu Boden fallen. Er zählt acht Phänomene auf, die das *Maithuna*-Ritual begleiten: *kampana* – das Zittern, *romanca* – das Zubergestehen der Haare, *sphurana* – das Herzklopfen, *prema ashru* – das Vergießen von Tränen der Liebe, *sveda* – Transpiration, *hasya* – das Gelächter, *lasya* – das Tanzen und *gayana* – das spontane Singen.*

Im *Maithuna*-Ritual sitzen sich beide Partner gegenüber und zentrieren sich in ihrem authentischen Verstand. Der Mann setzt sich mit geradem Rücken in Lotusposition oder mit den Fußsohlen flach auf den Boden, die Frau setzt sich auf seinen Schoß und umschlingt seine Hüfte mit ihren Beinen. Ihre Arme legt sie um seinen Hals. Der erigierte Penis des Mannes sollte dabei am Eingang ihrer Scheide liegen dürfen. Es handelt sich um eine unbewegte Haltung, die nach dem spirituellen Vorspiel eingenommen wird oder für die man den eigentlichen Geschlechtsakt noch vor dem Höhepunkt abbrechen sollte.

Sofern es beiden Partnern gelingt, im authentischen Verstand zentriert zu bleiben, wird die Vagina der Frau ohne jegliche Bewegung oder Stimulation ganz von selbst feucht werden und der erigierte Penis des Mannes ganz von selbst in sie hineingleiten.

Nach einer gewissen Zeit, die mit Übung noch ausgedehnt werden kann, wird es zu einer Explosion an sexueller Energie kommen, die schließlich für beide in einem Orgasmus gipfelt und ein Fest der kreativen Kraft der Göttin darstellt. Diese Explosion hat ihren Ursprung im zweiten Chakra und wird von dort in alle Richtungen strahlen. Alle Chakren werden von selbst aktiviert und man wird dieselbe sexuelle Ekstase erleben wie das göttliche Paar *Shiva* und *Shakti*.

---

* Feuerstein, George: *Tantra: The Path of Ecstasy*. Shambala Publications, Boston 1998, S. 248

12
Sie haben drei Herzen

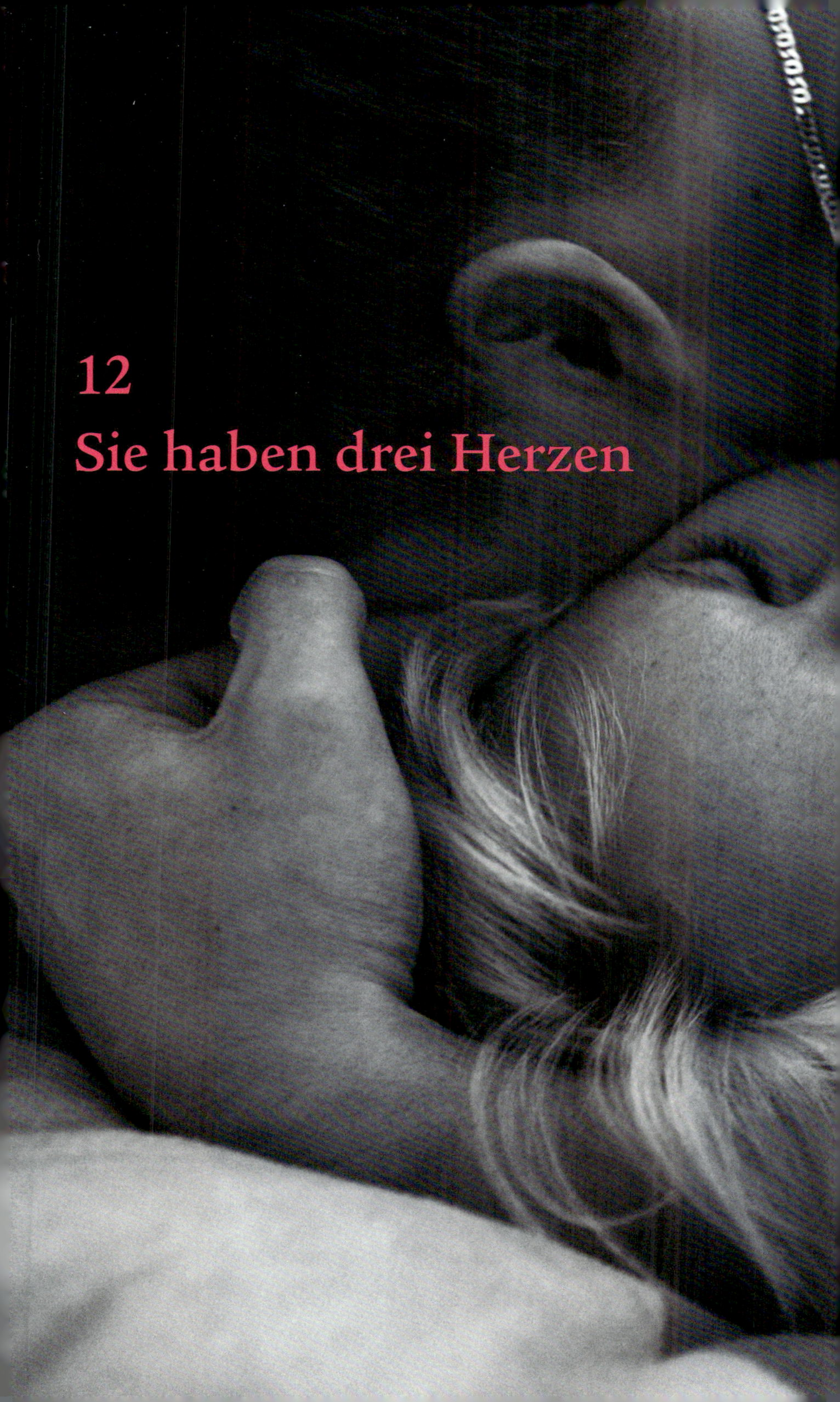

Im Hinduismus erzählt man sich, dass der Gott *Vishnu* das gewaltige Universum, direkt nachdem es geschaffen wurde, mit drei einfachen Schritten durchquert hat. Inzwischen wissen Sie, dass jeder Mensch ein kosmisches Wesen ist und daher auch den gesamten Kosmos verkörpert. Sie wissen außerdem, dass der Herzbereich eines Menschen eine ganz besondere Rolle spielt, wenn es um Liebe und sexuelle Ekstase geht. Aber wussten Sie auch, dass Sie drei Herzen besitzen und dass Ihnen über diese drei Herzen – wie dem Gott *Vishnu* – die gesamte Weite des Universums zugänglich ist?

Das erste Herz ist das menschliche Herz und befindet sich auf der linken Brustseite. Das zweite Herz ist das Herz-Chakra in der Mitte des Brustbeins und das dritte Herz ist *Atman* und liegt direkt gegenüber dem menschlichen Herzen auf der rechten Seite des Körpers. Im Sanskrit bedeutet *Atman* »das, was es kein zweites Mal gibt«, und in den *Upanishaden* – einem heiligen Yogatext – ist vermerkt, dass das Universelle Bewusstsein über *Atman* in das menschliche Energiefeld eintritt. Aus *Atman* entspringt auch die Sehnsucht nach sexueller Ekstase, nach Verschmelzung und nach einer Beziehung, die auf universeller Energie beruht. Eine solche Beziehung nennt man eine *transzendente Beziehung.* Sie kann entstehen, wenn sich zwei Menschen für universelle Energie und Liebe entscheiden und sich dazu entschließen, ausschließlich diese Energie miteinander auszutauschen. Durch universelle Energie werden die Grenzen, die normalerweise für ein Gefühl der Trennung sorgen, überwunden und man kann wahre Intimität erlangen. Ohne die drei Herzen wäre eine transzendente Beziehung allerdings überhaupt nicht möglich.

Um sie zu verwirklichen, muss man sich darüber klar werden, dass das menschliche Herz und die Liebe, zu der es fähig ist, dabei nur bedingt weiterhelfen kann. Das menschliche

Herz ist in sich begrenzt, weil es Energie lediglich reflektiert, sie aber selbst nicht hervorbringen kann. Außerdem unterscheidet das menschliche Herz nicht zwischen sexueller, universeller Energie und schwerer, individueller Energie aus dem individuellen Verstand und Ego. Das menschliche Herz reflektiert, was da ist. Wenn es Energie mit universellen Eigenschaften reflektiert, kann dies durchaus der Einstieg in eine transzendente, sexuelle Beziehung sein. Reflektiert es aber karmische, individuelle Energie, werden sexuelle Ekstase und Intimität verhindert, weil die universelle Energie fehlt, die nötig ist, damit Ekstase und Intimität überhaupt entstehen und sich entfalten können. Eigentlich ist es unmöglich, über individuelle Energie eine transzendente, sexuelle Beziehung zu erlangen. Was aber kann man tun, um die Beschränktheit des menschlichen Herzens zu überwinden?

Es ist ganz einfach – man muss nur sein Herz-Chakra aktivieren und sich darin zentrieren. Unser Herz-Chakra ist wie ein Strudel oder Tor, durch das universelle, sexuelle Energie direkt in unser Energiefeld einfließt. Wenn man sich in seinem Herz-Chakra zentriert, gelangt man in den authentischen Verstand (siehe S. 26 ff.), und sexuelle Energie kann frei und ungehindert durch das eigene Energiesystem fließen. Im authentischen Verstand zentriert, ist man gegen die Beeinflussung individueller Energie in Form von karmischen Ängsten, Abhängigkeiten oder Angst- und Abwehrmechanismen gewappnet und die eigene Liebes- und Beziehungsfähigkeit kann nicht negativ beeinflusst oder sogar ruiniert werden.

Das menschliche Herz hingegen ist gegen diese Eigenschaften leider machtlos und wird nur zu leicht von ihnen in Beschlag genommen. Wenn man aus dem menschlichen Herzen liebt statt aus seinem Herz-Chakra, wird die Liebe unbeständig sein – ein ständiges Auf und Ab – und über längere Zeit schwer aufrechtzuerhalten.

Um in das Herz-Chakra zu »wechseln«, sind drei Schritte nötig: 1. muss man es aktivieren, was den Fluss sexueller Energie erhöht; 2. zentriert man sich darin, um in den authentischen Verstand zu gelangen; 3. richtet man seine Wahrnehmungsorgane nach innen und taucht aus dem Herz-Chakra heraus auf, während man in seinem authentischen Verstand zentriert bleibt. Auf diese Weise ist man in der Lage, in der Liebe und bei sexueller Intimität wirklich authentisch zu bleiben und nicht in den individuellen Verstand und das Ego zurückzudriften. Sämtliche Meditationen und Übungen der vorangegangenen Kapitel haben Ihnen dabei bereits geholfen, und Sie dürften inzwischen gemerkt haben, was für ein Riesenvorteil es ist, in seinem aktivierten Herz-Chakra zentriert zu sein.

Um sexuelle Intimität und Liebe dauerhaft zu verwirklichen, muss man sich in *Atman* zentrieren – dem dritten Herzen –, denn nur von dort kann das Universelle Bewusstsein direkt in unserem Energiesystem auftauchen. Sind Sie richtig in *Atman* zentriert, ist Ihnen bewusst, dass Sie eins sind mit dem Universellen Bewusstsein. Allein schon deshalb sind Sie in der Lage, unaufhörlich Vergnügen, Liebe, Intimität und Freude zu erfahren und diese Eigenschaften mit dem Partner zu teilen.

Ich werde Ihnen nun die drei Herzen, ihre jeweiligen Funktionen und inwieweit sie den Austausch mit anderen Menschen regulieren, noch ein wenig genauer schildern.

Das menschliche Herz

Menschen sind in erster Linie Energiewesen, und auch das menschliche Herz ist energetischer Natur. Oft ist es mit dem organischen Herzen des physisch-materiellen Körpers verlinkt. Es hat die Fähigkeit, sexuelle Energie aus den Chakren und der *Kundalini-Shakti* zu reflektieren. Wenn es gesund ist und nicht allzu viele Anhaftungen in sich trägt (aus karmischem Ballast oder durch einschränkende Glaubenssätze), kann es sexuelle Energie wie ein reiner Spiegel wiedergeben, ohne sie zu verzerren oder zu trüben. In der Realität ist das allerdings selten der Fall, da die meisten Menschen dicke Schichten aus dichter, schwerer und individueller Energie in ihrem Energiefeld tragen. Um die drei Herzen und die kleinen Energiezentren herum sammelt sich diese Energie besonders gerne an. Da das menschliche Herz nicht in der Lage ist, Entscheidungen zu treffen oder bestimmte Energien zurückzuweisen, wird die Energie genauso reflektiert, wie sie vorhanden ist.

Das Ergebnis ist eine verzerrte oder entartete Form von Liebe, die mit universeller, sexueller Energie nichts zu tun hat und eher den Bedürfnissen und Machenschaften des individuellen Verstandes und des Egos entspricht. Wenn ein Mensch zu viel Karma um sein menschliches Herz herum angesammelt hat, ist er unter Umständen bereit, die merkwürdigsten Dinge oder beinahe alles zu lieben, oder im Gegenteil – kann er völlig außerstande sein, Liebe überhaupt zuzulassen. Das menschliche Herz bietet also keine stabile Grundlage für das Entstehen und Erleben transzendenter Liebe und sexueller Ekstase.

Woody Allen hat einmal in *Love and Death* die Liebe mit sehr amüsanten Worten beschrieben und er spricht genau von der Art von Liebe, die auf Energie mit individuellen Eigenschaften beruht: »Lieben bedeutet leiden. Um leiden zu vermeiden, sollte man nicht lieben, aber dann leidet man darunter, ohne Liebe zu leben. Also bedeutet zu lieben zu leiden, und nicht zu lieben bedeutet ebenfalls zu leiden. Zu leiden bedeutet zu leiden. Zu lieben bedeutet glücklich zu sein. Also bedeutet glücklich zu sein im Endeffekt zu leiden, aber leiden macht unglücklich. Um also unglücklich zu sein, muss man lieben oder es lieben zu leiden oder unter einem Zuviel an Glück leiden. Ich hoffe, Sie verstehen, was ich meine.«

Auch wenn das menschliche Herz potenziell in der Lage ist, sexuelle Energie zu reflektieren, wird diese Reflexion nie lange anhalten. Früher oder später wird sich dichte, schwere Energie einmischen und die Reflexion der universellen Eigenschaften verdunkeln und einfärben. Im besten Fall also kann das menschliche Herz als Einstiegshilfe dienen, und wenn man schon sehr an dichte schwere Energie anhaftet – oder der Partner – und sich das in der Beziehung bemerkbar macht, sollte man sich schnellstmöglich in seinem Herz-Chakra zentrieren.

Das Herz-Chakra

Es ist unser zweites Herz und bringt universelle Energie direkt aus dem Universellen Bewusstsein in unser Energiefeld ein. Da es dies selbstständig tut, ist es natürlich viel zuverlässiger als das menschliche Herz. Wenn man im Herz-Chakra zentriert ist, ist der Fluss sexueller Energie durch das eigene Energiesystem viel stärker. Dann sind sexuelle Ekstase und physische Liebe viel leichter zu realisieren und können zu einem festen Bestandteil der eigenen Beziehung werden.

Außerdem bewahrt das Herz-Chakra, wie schon erwähnt, unsere persönlichen Rechte. In ihm zentriert, fällt es uns weniger schwer, unsere Anhaftungen durch einschränkende Glaubenssätze loszulassen und zu überwinden.

Und so lässt sich ein rein sexuelles Vorspiel viel leichter durch ein spirituelles Vorspiel ersetzen und man kann statt einem rein genitalen Orgasmus einen multiplen oder einen Ganzkörperorgasmus erleben, bei dem das gesamte Energiesystem involviert ist. Das Maß an Vergnügen, Liebe und sexueller Intimität in der eigenen Beziehung wird sich enorm erhöhen, und so gelingt einem ein weiterer wichtiger Schritt hin zu einer wirklich transzendente Beziehung.

Atman – das dritte Herz

Um eine transzendente sexuelle Beziehung vollends zu verwirklichen, muss man sich in *Atman* zentrieren, denn nur dort zentriert, lässt sich orgasmische Glückseligkeit erfahren. Dies ist ein Zustand, der tief im Innern jedes Menschen angelegt ist und aus der Einheit (Verschmelzung) von *Shiva* (Bewusstsein) und *Shakti* (Energie) resultiert. Wenn Sie schon einige Übungen und Meditationen aus diesem Buch gemacht haben, werden Sie bereits wissen, dass die menschliche Sexualität nicht einzig und allein auf chemischen Reaktionen basiert, die sich in den Körpern zweier Menschen abspielen. Sie ist vielmehr die physische Manifestation einer universellen, sehr komplexen und energetischen Wahrheit, die in *Atman* ihren Ursprung hat und deren Ziel und Natur nicht mehr und nicht weniger als die Realisierung orgasmischer Glückseligkeit ist.

Orgasmische Glückseligkeit

Orgasmische Glückseligkeit ist das Ergebnis der Einheit von Bewusstsein (*Shiva*) und Energie (*Shakti*). Wenn Bewusstsein und sexuelle Energie miteinander verschmolzen sind, erfährt man in seinem Inneren unmittelbar, dass man mit allem eins ist und dass es nichts gibt, was das eigene Erleben sexueller Ekstase, Liebe und einer transzendenten sexuellen Beziehung vereiteln kann.

Es ist nicht leicht, orgasmische Glückseligkeit mit Worten zu beschreiben. Aber man könnte sagen, dass sie sich wie der Moment kurz vor einem Ganzkörperorgasmus anfühlt – mitsamt der Vorfreude und Erregung und all der Glückseligkeit und Befriedigung danach. Ein zeitloser Zustand, der bei weitem alles übersteigt, was man von einem rein körperlichen Orgasmus her kennt. Wenn orgasmische Glückseligkeit in unserem

Bewusstsein auftaucht, ist das so, als würde man alles an Vitalität, Kreativität und Liebe erleben, was überhaupt möglich ist. Diese universellen Eigenschaften werden durch das ganze Energiefeld strahlen und den physischen Körper erfüllen.

Durch orgasmische Glückseligkeit werden sexuelle Ekstase, physische Liebe und eine transzendente, sexuelle Beziehung überhaupt erst möglich. Man kann sie nicht erlernen oder durch Selbstverbesserung oder Studieren erreichen. Sie ist auch keiner bestimmten Gruppe von Menschen vorbehalten. Orgasmische Glückseligkeit ist im Kern jedes einzelnen Menschen angesiedelt und taucht durch *Atman* im eigenen Energiesystem auf. Von dort aus füllt sie den ganzen authentischen Verstand und den physisch-materiellen Körper.

Obwohl das Universelle Bewusstsein die Grundlage unseres Energiefeldes ist und wir schon immer in Einheit mit ihm gewesen sind, ist den meisten Menschen diese großartige Tatsache weder bewusst noch wirklich zugänglich. Wenn man sich aber in seinem dritten Herzen zentriert und orgasmische Glückseligkeit bewusst erfährt, kann man (wieder) in den vollen Genuss dieser großartigen Tatsache kommen. Allerdings muss ich dazusagen, dass dieser Bewusstseinswandel nicht so leicht ist. Es kann sogar sehr frustrierend sein, wenn Anhaftungen und Beeinflussungen immer wieder in den Vordergrund rücken und das Ruder übernehmen. Anhaftungen sorgen stets für ein launisches Auf und Ab an Erfahrungen, das andauert, solange man davon überzeugt ist, getrennt zu sein, und solange man seinen individuellen Bedürfnissen und Verlangen eine größere Priorität einräumt als seiner Verpflichtung zu sexueller Ekstase, Liebe und einer transzendenten, sexuellen Beziehung.

Allerdings lässt sich viel Frustration vermeiden und der Wandel viel leichter schaffen, wenn man die objektive Wahrheit akzeptiert, dass man ein transzendentes Wesen ist und dass der eigentliche Sinn und Zweck des Daseins darin besteht, Vergnügen, Liebe, Intimität und Freude mit einem anderen Menschen auszutauschen. Aus rein menschlicher Perspektive mag das recht abgehoben klingen, aber wenn man erst einmal das Sehnen seines dritten Herzens nach Wahrheit, Freiheit oder Liebe erfahren hat, dann weiß man auch, dass all dies auf ein konkretes Ziel gerichtet ist – auf Transzendenz.

Die Sehnsucht des dritten Herzens

Es gibt drei Sehnsüchte, die aus dem dritten Herzen auftauchen – die Sehnsucht nach Wahrheit, die Sehnsucht nach Liebe und die Sehnsucht nach Freiheit. Alle drei repräsentieren letztendlich unsere Sehnsucht nach den universellen Eigenschaften des Universellen Bewusstseins. Einige Menschen spüren sie schon ein Leben lang; andere erst dann, wenn sie sich in einen Menschen verlieben, der sie zutiefst berührt. Wieder anderen wird sie erst dann bewusst, wenn sie in einer traditionellen Beziehung an ihre Grenzen stoßen und das Gefühl haben, dass eigentlich doch viel mehr möglich sein müsste. Das Sehnen nach Wahrheit, Freiheit oder göttlicher Liebe bringt viele erst auf die Idee, dass das Universelle Bewusstsein tatsächlich existieren muss.

Natürlich ist auch das Sehnen nach menschlicher Liebe und Lust eine starke Kraft, aber sie ist nicht in der Lage, uns in die bewusste Einheit mit dem Universellen Bewusstsein zu bringen. Wenn Sie bereits intuitiv wissen, dass in einer Beziehung mehr zu finden sein muss als das herkömmliche Auf und Ab und dass die Eigenschaften des Universellen Bewusstseins in und durch eine Beziehung gelebt, verkörpert und erfahren werden können, dann ist es Zeit, sich Ihrem dritten Herzen zuwenden.

Damit *Atman* zu einem Tor wird und man Zugang bekommt zu orgasmischer Glückseligkeit und dem Universellen Bewusstsein, muss man erst einmal begreifen, dass eine Beziehung nichts mit Anhaftung und Abhängigkeit zu tun hat. Man muss bereit und willens sein, zwischenmenschliche Machtspiele aufzugeben, und man darf nicht länger von Kontrolle und Sicherheitsdenken gelenkt sein. Auf keinen Fall dürfen diese Dinge einen größeren Stellenwert einnehmen als Liebe und Transzendenz. Erst wenn einem klar wird, dass Transzendenz nichts anderes ist als die unaufhörliche Erfahrung von Wahrheit, Freiheit und bedingungsloser Liebe, und erst wenn man weiß, dass man eine dieser Erfahrungen oder alle drei unbedingt erreichen will – erst dann wird man in der Lage sein, den Wandel auch wirklich stattfinden zu lassen.

Die Sehnsucht nach Wahrheit

Die Sehnsucht nach Wahrheit ist nicht das Sehnen nach akkuraten Informationen, sondern nach Integrität und persönlicher Aufrichtigkeit. Integrität bedeutet in erster Linie, man selbst zu sein – unter allen Umständen – egal, was andere möchten oder was der eigene individuelle Verstand und das Ego im Schilde führen. Man muss sein wahres Selbst sein, wenn man die Einheit mit dem Universellen Bewusstsein erlangen will und wenn die eigene Beziehung auf sexueller Ekstase und Liebe begründet sein soll. Sein wahres Selbst zu sein bedeutet zu sein, was man jetzt ist – ohne es aufzubauschen oder schönzureden. Es bedeutet, Gefühle wie Scham und Schuld hinter sich zu lassen, die sich immer dann einstellen, wenn man versucht, den Erwartungen eines anderen Menschen zu entsprechen, was letztlich ohnehin nicht funktioniert und auch nicht funktionieren kann. Und es bedeutet zu tun, was angemessen ist, selbst wenn man dafür jemanden enttäuschen muss, den man liebt.

Die Sehnsucht nach Freiheit

Die Sehnsucht nach Freiheit ist nicht das Sehnen, frei sein zu wollen von äußerer Unterdrückung oder Herrschaft. Es bedeutet auch nicht, tun zu können, was immer man gerade will. Es bedeutet vielmehr, frei sein zu wollen von der Beherrschung durch die eigenen einschränkenden Glaubenssätze und vom Einfluss seines karmischen Ballasts. Es geht um die Freiheit, authentisch zu sein – zu sein, wer man wirklich ist, und sich frei ausdrücken zu können, ohne dass sich Energie mit individuellen Eigenschaften in diesen Ausdruck einmischt und ihn verfälscht.

Diese Freiheit ist beständig und letztendlich ein Zustand andauernder Intimität mit dem eigenen Selbst, den einen niemand streitig machen kann. Verlieren kann man ihn nur durch Ignoranz und Unwissenheit, aber selbst dann ist der Verlust nur vorübergehend, denn der eigentliche Zustand jedes Menschen ist die Freiheit von Anhaftungen und die Einheit mit dem Universellen Bewusstsein.

Die Sehnsucht nach bedingungsloser Liebe

Das Sehnen nach Liebe ist die Sehnsucht, mit dem Universellen Bewusstsein (wieder bewusst) eins zu werden und zu sein. Ganz tief im eigenen Bewusstsein weiß jeder Mensch, dass getrennt sein eigentlich unmöglich ist und dass die Einheit mit dem Universellen Bewusstsein von Ewigkeit zu Ewigkeit andauert. Freud nannte dieses innere Wissen den »kindlichen Glauben an Unsterblichkeit«.

Allerdings verkannte er die eigentliche Bedeutung seiner Beobachtung. Jeder Mensch ist ein ewiges Wesen und so geschaffen, dass das Universelle Bewusstsein Vergnügen, Liebe, Intimität und Freude in allen Dimensionen des Universums über und durch ihn manifestieren kann. Die Sehnsucht des dritten Herzens motiviert uns Menschen dazu, diese Einheit mit dem

Universellen Bewusstsein wieder bewusst zu leben und unser wahres und göttliches Selbst zu realisieren.

Die Übung auf Seite 209 wird Ihnen dabei helfen herauszufinden, welche der drei Sehnsüchte in Ihrem dritten Herzen wohnt, und sie wird Ihnen zeigen, ob Sie bereit sind, den Schritt in eine transzendente, sexuelle Beziehung zu wagen.

Die Sehnsucht im dritten Herzen finden

Wenn Sie herausfinden wollen, ob Sie die Sehnsucht nach Wahrheit, Freiheit oder bedingungsloser Liebe haben, müssen Sie sich – wie gesagt – im authentischen Verstand gegenwärtig werden, sich anschließend in *Atman* zentrieren und dann Ihre Wahrnehmungsorgane auf der Ebene des dritten Herzens nach innen richten.

Sobald dies gelungen ist, sprechen Sie die Absicht aus, das Sehnen Ihres dritten Herzens erfahren zu wollen. Sofern Sie sich nach Wahrheit, Freiheit oder bedingungsloser Liebe sehnen, wird diese Sehnsucht in die bewusste Wahrnehmung rücken, und Sie sollten dann leicht feststellen können, um welches Sehnen es sich handelt.

Erstaunlich ist, dass immer die Sehnsucht auftaucht, die am nötigsten ist, um die bewusste Einheit mit dem Universellen Bewusstsein zu verwirklichen. Wenn man beispielsweise mit mehr Integrität leben müsste, um seine Schwächen und Probleme zu überwinden und um in der Lage zu sein, echte Intimität in einer Beziehung zu leben, dann wird die Sehnsucht nach *Wahrheit* auftauchen. Wenn der eigene karmische Zustand eher danach verlangt, dass man seine Anhaftungen überwindet, um in Einheit zu gelangen, dann wird das Verlangen nach *Freiheit* auftauchen. Wenn die eigenen Rechte verletzt oder missbraucht worden sind und wenn es nötig ist, dass man authentischer lebt, dann wird das Sehnen nach bedingungsloser *Liebe* auftauchen.

Finden Sie nun heraus, welches Sehnen in Ihrem dritten Herzen wohnt.

Setze dich bequem und gerade hin. Schließe deine Augen und gehe in die Yoga-Atmung (S. 70 f.). Anschließend zählst du von fünf bis eins und dann von zehn bis eins rückwärts. Nun entspannst du deine Körpermuskulatur mit der Standard-Methode (S. 58 f.). Der erste Satz lautet: *»Es ist meine Absicht, in meinem authentischen Verstand gegenwärtig zu werden.«* Dann fügst du hinzu: *»Es ist meine Absicht, mich in meinem dritten Herzen zu zentrieren.«* Sobald du zentriert bist, bekräftigst du: *»Es ist meine Absicht, meine Wahrnehmungsorgane auf der Ebene meines dritten Herzens nach innen zu richten.«* Kurz darauf folgt der letzte Satz: *»Es ist meine Absicht, die Sehnsucht meines dritten Herzens nach entweder Wahrheit, Freiheit oder bedingungsloser Liebe zu erfahren.«*

Viele Menschen, die diese Meditation machen, spüren so etwas wie kleine Blasen, die auf der rechten Seite ihrer Brust auftauchen. Sie erscheinen einzeln oder in Grüppchen, können recht groß sein und in einigen Fällen sogar Muskelzucken bewirken, wenn sie sich lösen. Andere wiederum berichten, dass es sich anfühlt, als würde sich ihr Brustmuskel dehnen und Schicht für Schicht geglättet werden. Was auch immer Sie spüren – lassen Sie sich davon nicht ablenken. Wenn Sie Geduld haben und gegenwärtig bleiben, dann wird sich nach einiger Zeit eine einzigartige Empfindung einstellen – die Sehnsucht des dritten Herzens.

Wenn Sie etwas spüren, aber nicht genau wissen, um welches Sehnen es sich handelt, können Sie prüfen, welche Sehnsucht »resoniert«. Immer wenn man etwas laut ausspricht und das Gesagte der Wahrheit entspricht, kommt es zu einer Resonanz im Energiefeld. Dann wird der Fluss sexueller Energie stärker, und man kann mühelos im authentischen Verstand zentriert bleiben. Sagt man andererseits etwas, das nicht stimmt, kommt es auch zu keiner Resonanz – im Gegenteil. Eine Unwahrheit schwächt den Fluss sexueller Energie und macht es schwer, im authentischen Verstand zentriert zu bleiben.

Wenn Sie nicht genau wissen, welches Sehnen Sie im dritten Herzen tragen, können Sie drei Mal hintereinander sagen: *»Die Sehnsucht meines dritten Herzens ist die Sehnsucht nach Wahrheit.«* Wenn das stimmt, werden Sie spüren, dass mehr Energie durch Sie hindurchfließt und dass Sie in Ihrem authentischen Verstand zentriert sind. Ist dies nicht der Fall, versuchen Sie es drei Mal mit dem Satz: *»Die Sehnsucht meines dritten Herzens ist die Sehnsucht nach Freiheit.«* Wenn es wieder zu keiner Resonanz kommt, versuchen Sie es mit der dritten Sehnsucht und sagen Sie: *»Die Sehnsucht meines dritten Herzens ist die Sehnsucht nach bedingungsloser Liebe.«*

Wenn keiner der drei Sätze resoniert oder wenn die Resonanz zu indifferent ist, lassen Sie den Kopf nicht hängen. Die nun folgende Meditation kann Ihnen dabei helfen, Ihre Sehnsucht aufzuspüren und sie zu verstärken.

Meditation zur Stärkung der Sehnsucht und das Mudra für orgasmische Glückseligkeit

Um die Sehnsucht des dritten Herzens zu stärken, hat man im authentischen Verstand gegenwärtig zu werden und anschließend seinen authentischen Willen, sein authentisches Verlangen und bedingungslose Freude miteinander zu verbinden. Anschließend wendet man das Mudra für orgasmische Glückseligkeit an, das einem zumindest vorübergehend die Erfahrung dieses einzigartigen Zustands ermöglicht.

Setze dich für die Meditation wieder bequem und gerade hin und durchlaufe die üblichen Vorbereitungen, um dich zu entspannen. Dann sagst du den Satz: *»Es ist meine Absicht, in meinem authentischen Verstand gegenwärtig zu werden.«* Anschließend bekräftigst du: *»Es ist meine Absicht, meine Wahrnehmungsorgane nach innen zu richten und meinen authentischen Willen zu erfahren.«* Nimm dir einen Moment Zeit, um die Veränderung genau zu spüren, und füge dann hinzu: *»Es ist meine Absicht, meine Wahrnehmungsorgane nach innen zu richten und mein authentisches Verlangen zu erfahren.«* Lass dir wieder einige Momente Zeit, spüre dein authentisches Verlangen und sage: *»Es ist meine Absicht, meine Wahrnehmungsorgane nach innen zu richten und bedingungslose Liebe zu erfahren.«*

Nachdem du wieder eine Weile nachgespürt hast, sagst du schließlich: *»Es ist meine Absicht, meinen authentischen Willen, mein authentisches Verlangen und authentische Liebe miteinander zu verbinden.«* Lass dir nun mindestens fünf Minuten Zeit, um zu erfahren, wie es sich anfühlt, wenn diese drei miteinander vereint sind. Es kann sein, dass du dich ganz leicht fühlst oder als ob du in deinem Energiesystem schweben würdest. Lass dich nicht davon irritieren – alles ist in Ordnung. Wenn du dich leichter fühlst, ist das nur ein Zeichen dafür, dass du in universellen Eigenschaften zentriert bist. Wenn es sich anfühlt, als ob du schwebst, zeigt das, dass sich dein persönlicher Wille und dein Verlangen vorübergehend vom Einfluss deines karmischen Ballasts und einschränkender Glaubenssätze befreit haben.

Nimm dir fünf Minuten, um diese Erfahrung zu genießen, und führe anschließend das Mudra für orgasmische Glückseligkeit aus.

Öffne dafür langsam deine Augen, aber fokussiere sie auf nichts. Lege deine Zungenspitze an deinen Gaumen und gleite mit ihr nach hinten, bis der Gaumenknochen aufhört und der Gaumen weich wird. Lass sie dort ruhen. Nun legst du deine Füße Sohle an Sohle aneinander und führst anschließend deine Hände vor dei-

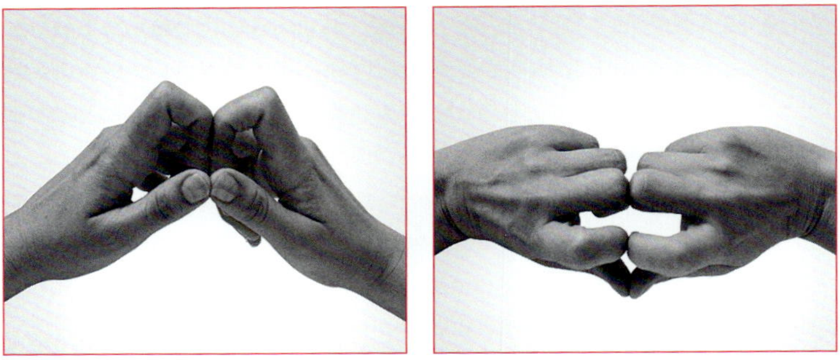

Abb. 19: Das Mudra für orgasmische Glückseligkeit

nem Solarplexus zusammen. Lege deine Daumen Kuppe an Kuppe aneinander, sodass die Daumenspitzen Richtung Bauch zeigen. Die Zeigefinger rollst du Richtung Handfläche ein und legst sie vom Nagel bis zum ersten Gelenk aneinander. Deine Mittelfinger rollst du ebenfalls ein und legst sie vom ersten bis zum zweiten Gelenk aneinander. Die Ringfinger und kleinen Finger rollst du ebenfalls ein, ohne dass sie sich berühren müssen (siehe Abb. 19). Dann schließt du deine Augen wieder und hältst das Mudra für ungefähr zehn Minuten. Löse es anschließend und öffne deine Augen. Du wirst hellwach sein und vollkommen entspannt.

Wenn Sie jetzt immer noch kein Sehnen spüren können, sollten Sie die Übung an mindestens fünf aufeinanderfolgenden Tagen wiederholen. Sobald Ihnen die Sehnsucht nach Wahrheit, Freiheit oder bedingungsloser Liebe ins Bewusstsein rückt, sind Sie der bewussten Einheit mit dem Universellen Bewusstsein wieder ein ganzes Stück näher gekommen.

Um diese Entwicklung noch zu unterstützen, gibt es die Meditation für das universelle Einssein. Dabei zentriert man sich in seinem dritten Herzen, richtet seine Wahrnehmungsorgane auf der Ebene des dritten Herzens nach innen und wendet dann das Mudra für orgasmische Glückseligkeit an.

Meditation für universelles Einssein

Nachdem die üblichen einleitenden Schritte durchlaufen wurden, sagst du: *»Es ist meine Absicht, in meinem authentischen Verstand gegenwärtig zu werden.«* Sobald du gegenwärtig geworden bist, bekräftigst du: *»Es ist meine Absicht, mich in meinem dritten Herzen zu zentrieren«*, und einen kurzen Moment später: *»Es ist meine Absicht, meine Wahrnehmungsorgane auf der Ebene meines dritten Herzens nach innen zu richten.«*

Nimm dir einige Momente Zeit, um die Veränderung zu genießen, und öffne dann langsam deine Augen. Fokussiere sie nicht und führe das Mudra für orgasmische Glückseligkeit aus. Schließe deine Augen wieder und meditiere weitere zehn Minuten.

Dann zählst du bis fünf und öffnest langsam deine Augen. Du wirst dich hellwach fühlen, vollkommen entspannt und besser als zuvor.

Wenn Sie die Meditation regelmäßig anwenden, wird Ihr Einssein mit dem Universellen Bewusstsein zunehmen und aufblühen. Dann kann orgasmische Glückseligkeit zu einem festen und andauernden Bestandteil Ihres Lebens werden und all die Errungenschaften und Vorteile, die eine transzendente, sexuelle Beziehung mit sich bringt, werden Ihnen näher sein als je zuvor.

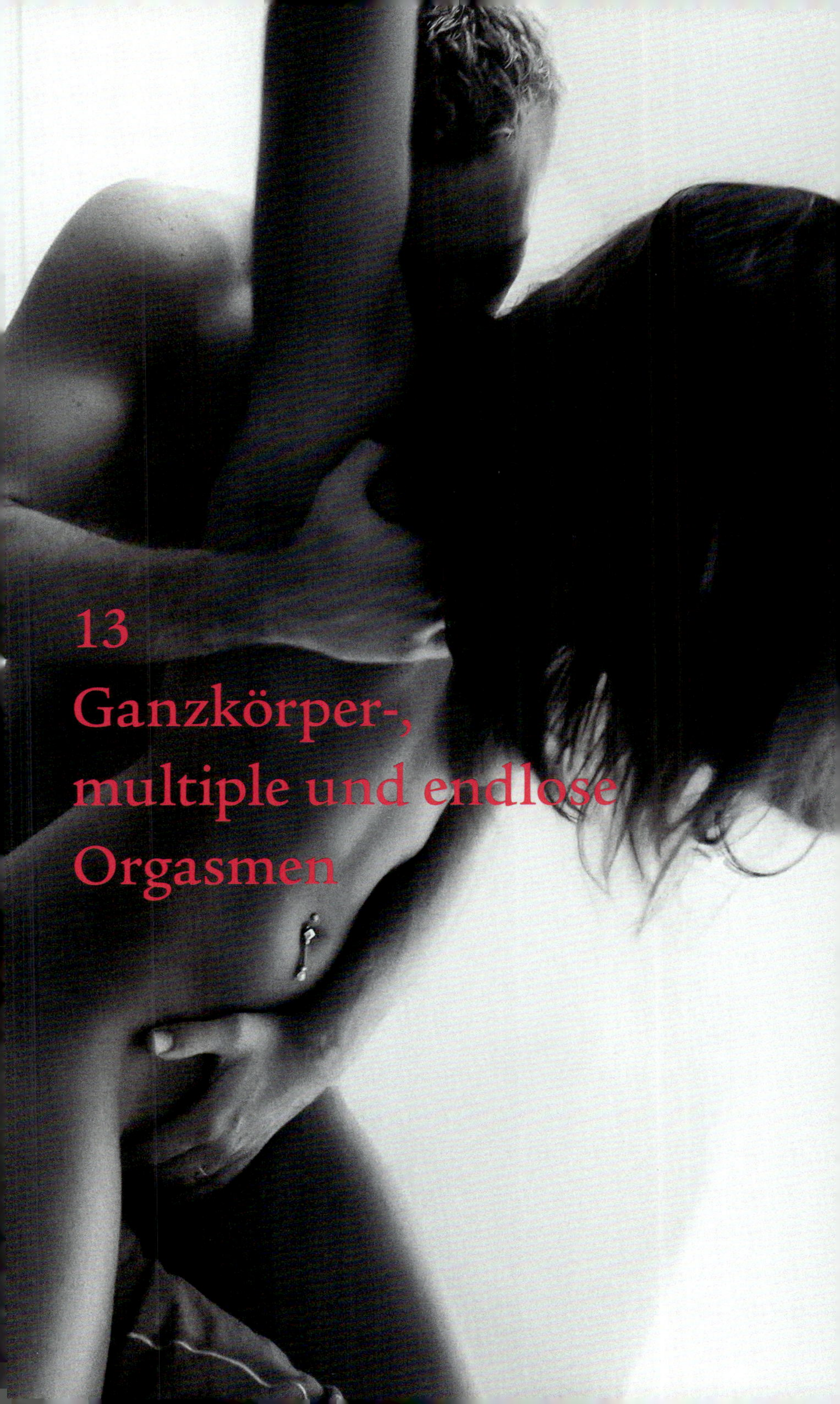

13 Ganzkörper-, multiple und endlose Orgasmen

Nun, da Sie wissen, wie man die Göttin feiert, das Mudra für orgasmische Glückseligkeit anwendet und die Sehnsucht des dritten Herzens aufspürt und stärkt, sind Sie bereit, Ihre Orgasmusfähigkeit zu transformieren und statt einem regulären, genitalen Orgasmus einen Ganzkörper-, einen multiplen oder sogar einen endlosen Orgasmus zu verwirklichen.

Wie wichtig Orgasmen tatsächlich sind, erkannte Wilhelm Reich, der renommierte Psychoanalytiker, Sexualforscher und Körperpsychotherapeut, schon im frühen 20. Jahrhundert. Er wies immer wieder darauf hin, dass emotionales Wohlbefinden und eine erfüllende, intime Beziehung maßgeblich davon abhängig sind, ob und inwieweit man einen vollständigen Orgasmus erfahren kann. Reich betonte, dass ihm während seiner Arbeit nicht ein einziges Mal ein Neurotiker begegnet sei, der vollständig orgasmusfähig gewesen wäre. Neurotiker haben stets mit Ängsten zu kämpfen, und Angst macht es unmöglich, sich völlig hinzugeben. Er erkannte außerdem, dass ein vollständiger Orgasmus weit über einen rein genitalen Höhepunkt hinausgeht und dass bei Letzterem die Energie mehr verstreut wird als zu entstehen. Statt wirklicher Nähe und Intimität stellt sich dann eher ein Gefühl von Getrenntsein ein.

Es mag widersprüchlich klingen, wenn es heißt, dass ein Höhepunkt Partner auseinanderbringen kann, aber ein rein genitaler Orgasmus hat tatsächlich die Tendenz, Energie ausschließlich auf das zweite Chakra, die physisch-materiellen Chakren und die Genitalien zu begrenzen. So kann die Energie die anderen Chakren des Energiefeldes nicht erreichen, was für den jeweiligen Bereich unterschiedliche Konsequenzen hat. Wenn die ätherischen und physischen Chakren nicht in einen Orgasmus involviert sind, strahlt auch weniger Energie durch die ätherischen und physischen Körper. Die sexuelle Anziehung und Erregung zwischen zwei Menschen fällt in diesem Fall wesentlich geringer aus, als sie eigentlich sein könnte.

Wenn das erste Chakra keinen sexuellen Energieschub erfährt, kommt es zu Gefühlen der Unsicherheit – besonders was den eigenen Körper und den sexuellen Ausdruck angeht. Wenn das dritte und vierte Chakra unterversorgt bleiben, sind Gefühle der Zärtlichkeit, der Liebe und Intimität, die normalerweise beim Sex auftauchen, verringert oder nicht wirklich vorhanden. Wenn der Energiefluss das fünfte Chakra nicht mit einbezieht, sind die Freude und der Selbstausdruck beeinträchtigt. Wenn das sechste und siebte Chakra nicht involviert sind, wird es schwer, in sexuelle Ekstase zu geraten, und ein mangelnder Energiefluss in den Chakren über und unter dem Körper führt dazu, dass man den Wechsel von sexueller Ekstase und Liebe hin zu einer transzendenten Beziehung nicht wirklich bewältigen kann.

Bei einem vollständigen Orgasmus hingegen wird Energie vom zweiten Chakra aus in alle notwendigen Frequenzen umgewandelt und kann so durch alle traditionellen und auch oberen und unteren Chakren des Energiesystems fließen. Die Meridiane befördern diese Energie weiter und transportieren sie bis in die aurischen Felder hinein (siehe auch S. 81 ff.). Von dort gelangt sie in die Energiekörper und die physisch-materiellen Körper.

Bei einem vollständigen Orgasmus werden die dreizehn Chakren im Körper mitsamt denen darüber und darunter förmlich explodieren. Spätestens in diesem Moment wird einem klar, was mit sexueller Ekstase und physischer Liebe eigentlich gemeint ist. Dr. John Mumford hat es folgendermaßen ausgedrückt: *»Ein Orgasmus ist die einzige natürliche, spontane Erfahrung einer Dimension, in der es keinen Tod und keine Geburt, keine Zeit und keine Sorgen gibt.«*[*]

---

* Mumford, John: *Ecstasy Through Tantra.* Lewellyn Publications, Saint Paul/Minnesota 1975, S. 33

Orgasmus und Beziehungen

An dieser Stelle möchte ich zwei Beispiele anführen, die den Unterschied zwischen einem rein genitalen Orgasmus und einem vollständigen Orgasmus gut verdeutlichen.

Das erste Beispiel handelt von Sam und Marla. Sie sind zu Hause und haben miteinander Sex. Zwar sind sie jung und energiegeladen, aber in ihrem Sexleben hat sich eine gewisse Routine eingeschlichen. Sie haben kein spirituelles Vorspiel miteinander, und ihr traditionelles Vorspiel läuft jedes Mal nach demselben Muster ab: Erst küssen und berühren sie sich für eine eher kurze Weile und unterbrechen dies manchmal, um miteinander zu reden. Nach einer Weile legt sich Marla schließlich auf den Rücken und hebt die Beine. Sam kniet vor ihr, führt seinen Penis ein und beginnt, in sie einzudringen. Marla bewegt die Hüften und stöhnt leise. Sam stößt schnell und eilig zu und nach ein bis zwei Minuten kommt es zum genitalen Orgasmus. Er gleitet gleich aus ihr heraus. Danach liegen sie noch eine Weile umarmt beieinander.

Beide fühlen sich nicht nennenswert befriedigt und vielleicht sogar enttäuscht, aber so geht es ihnen häufig nach dem Sex. Nach einer Weile dreht sich Sam auf die Seite und schläft ein. Marla hingegen liegt noch wach, fühlt sich unruhig, unerfüllt und ziemlich deprimiert.

Das zweite Beispiel handelt von Karen und Jason. Sie sind beide schon Ende vierzig und wollen eine transzendente Beziehung miteinander haben. Deshalb bevorzugen sie statt einem herkömmlichen auch lieber ein spirituelles Vorspiel. Bevor sie sich lieben, aktivieren sie ihre Chakren und werden in ihrem authentischen Verstand gegenwärtig. So sind sie in der Lage, universelle Eigenschaften miteinander zu teilen. Sie praktizieren das gegenseitige Betrachten und nehmen sich viel Zeit, um sich zu küssen und zu berühren. Dann legt sich Karen auf den Rücken und Jason fängt an, die Göttin zu feiern. Wenn Jason dann schließlich in sie eindringt, ist Karen schon so erregt, dass sie beinahe augenblicklich einen Orgasmus hat. Jason spürt, wie das Innere ihrer Vagina regelrecht pulsiert. Er verlangsamt seine Bewegung für eine Weile und hört schließlich ganz auf. Dann gleitet er aus ihr hinaus, und die beiden gehen zum *Maithuna*-Ritual über.

Zu diesem Zeitpunkt sind die beiden vom verstärkten Fluss der sexuellen Energie schon völlig berauscht. Es dauert nicht lange und Jasons erigierter Penis gleitet ganz von selbst zurück in Karens Vagina. Jason spürt, wie sich Karens Atem ändert, als sie sich ihrem zweiten Orgasmus nähert. Gleichzeitig wird auch Jasons Atem schneller, und mit einem extrem lauten Stöhnen hat auch er einen Höhepunkt. Anschließend genießen die beiden ihr gemeinsames, sehr intensives Nachglühen, fühlen sich einander sehr nah und voller Energie.

Karen und Jason sind keine jungen Leute mehr. Das Alter spielt auch keine Rolle, wenn es um die Qualität von Liebe, Sex und Orgasmen geht. So lange, wie man sexuell aktiv ist, ist man auch in der Lage, einen Ganzkörper-, einen multiplen oder einen endlosen Orgasmus zu erleben.

In einer groß angelegten Studie des *New England Journal of Medicine* hat man herausgefunden, dass Sexualität gerade für ältere Menschen oft einen besonderen Stellenwert einnimmt. Drei Viertel der Befragten zwischen 40 und 60 berichteten, dass sie regelmäßig sexuell aktiv seien und bei den 60- bis 80-Jährigen waren es immerhin noch 54 Prozent.

Dass Sex nicht ausschließlich jungen Menschen vorbehalten ist, wurde bereits in vielen anderen Untersuchungen festgestellt. In der amerikanischen Zeitung *The Oregonian* erschien 2007 ein Artikel, in dem stand, dass für ältere Menschen Sex genauso wichtig ist wie in jungen Jahren; und dass es überhaupt keinen Anlass gibt anzunehmen, dass ein Mensch sein grundlegendes Bedürfnis nach Liebe, Intimität und die Freuden einer intimen Beziehung aufgibt, nur weil er ein bestimmtes Alter erreicht.

In den 1960er-Jahren wurde in Untersuchungen belegt, dass Menschen intuitiv ganz genau wissen, wie wichtig und gesund vollständige Orgasmen sind. Rein körperlich gesehen reduzieren sie nämlich die Auswirkung von Stress, senken den Cholesterinspiegel, verbessern die Durchblutung, helfen bei der Gewichtsreduzierung und halten uns jung. Ein vollständiger Orgasmus unterstützt außerdem die Ausschüttung des Hormons DHEA (Dehydroepiandrosteron). Dr. Theresa Crenshaw, Autorin des Buches *The Alchemy of Love and Lust* (New York 1997), sagt, dass dieses Hormon wohl einer der stärksten Wirkstoffe unseres Körpers ist. DHEA stärkt das Immunsystem, verbessert die Wahrnehmung, unterstützt das Knochenwachstum, stärkt das Bindegewebe und hält die Haut rein und elastisch. Es stärkt außerdem das Herz-Kreislaufsystem und hat sogar antidepressive Eigenschaften.

Abgesehen von den körperlichen Vorteilen, bewahren vollständige Orgasmen die geistige Gesundheit und stärken die zwischenmenschliche Beziehung, denn sie sorgen für die Ausschüttung von Endorphinen, die für Lebendigkeit, Gelassenheit und Selbstachtung sorgen und gleichzeitig Ängsten und Depressionen entgegenwirken.

Auch zeigte sich in vielen Untersuchungen, dass bei Männern und Frauen während des Orgasmus sehr komplexe körperliche und psychologische Veränderungen stattfinden.

Der Orgasmus des Mannes verläuft in zwei Phasen: Zuerst ziehen sich die Prostata, die Samenblase und die Samenleiterampulle zusammen und pressen ihren Inhalt in die Harnröhre.

Spermien vermischen sich mit der Flüssigkeit aus Samenblase und Prostata und bilden zusammen das Ejakulat. Das ist der Moment, in dem der Mann weiß, dass er »kommt«. Die Sexualforscher Masters und Johnson nennen diese Phase die »ejakulatorische Unausweichlichkeit«, denn wenn die Kontraktion erst einmal begonnen hat, ist der Samenerguss nicht mehr aufzuhalten.

Während der zweiten Phase wird das Sperma durch Kontraktionen im Becken durch die Harnröhre gepresst. Obwohl die Ejakulation im und durch den Penis erfolgt, findet dieser Vorgang im ganzen Körper statt.

Bei der Frau ist es ähnlich. Wenn sie durch Küssen und Berührung angeregt ist, fließt Blut in ihr Becken, ihre Vagina wird feucht und die äußeren und inneren Schamlippen schwellen an und verändern ihre Farbe. Wenn sie weiter erregt wird, tritt Flüssigkeit aus den Wänden ihrer Vagina, um für die Penetration bereit zu sein. Sobald eine Frau feucht wird, ist dies ein sicheres Zeichen für ihre Erregung. Psychologisch gesehen ist dieser Umstand mit der Erektion des Mannes vergleichbar. Sobald die Vagina feucht wird, vergrößert sie sich und die Gebärmutter zieht sich zurück, um Platz für den Penis zu schaffen. Rein körperlich gesehen beginnt der Orgasmus der Frau, wenn es zu Kontraktionen im oberen Drittel ihrer Vagina und im Uterus kommt.

Aber es geschieht noch viel mehr – die Muskeln ziehen sich zusammen, Herzschlag und Blutdruck steigen, die Brustwarzen treten vor, die Klitoris füllt sich mit Blut und beginnt unter ihrem Schutzhäutchen hervorzustehen, die großen und kleinen Schamlippen schwellen an, die Feuchtigkeit nimmt zu, die Vagina weitet sich und die Brüste vergrößern sich etwas. Schließlich ziehen sich die Muskeln im Unterleib zusammen und können während des Orgasmus sogar zucken.

Obwohl gerade in den letzten Jahrzehnten viel über Orgasmen geforscht und untersucht wurde, ist ein tiefergehendes Interesse an dieser Thematik nichts Neues. Schon vor mehr als tausend Jahren erkannten die Tantriker, dass ein vollständiger Orgasmus die Fähigkeit besitzt, die Grenzen einzureißen, die Grund dafür sind, dass man sich von seinem Partner getrennt fühlt und sexuelle Ekstase und Liebe nur unzulänglich oder gar nicht realisieren kann. In tantrischen Traditionen wurden die drei verschiedenen Orgasmus-Arten, die es gibt, auch erstmalig genauer beschrieben.

Der genitale Orgasmus

Kinsey, Masters und Johnson und auch andere Sexualforscher haben den genitalen Orgasmus als Reflex definiert, der auftritt, wenn die Muskelkontraktion und der Blutfluss im Becken ihren Höhepunkt erreichen. Dann kontrahiert der PC-Muskel (Schambein-Steißbein-Muskel im Beckenboden) alle 0,8 Sekunden und der Herzschlag nimmt mit bis zu 180 Schlägen in der Minute zu und fällt danach wieder ab. Für einen Mann gehört normalerweise auch die Ejakulation dazu.

Da Sie inzwischen bereits einiges über das menschliche Energiesystem wissen, haben Sie vermutlich erkannt, dass es immer dann zu einem rein genitalen Orgasmus kommt, wenn man im individuellen Verstand und im Ego zentriert ist. Obwohl die Energie dabei durch das zweite Chakra und die physisch-materiellen Chakren fließt und ein (bescheidener) Austausch an sexueller Energie stattfindet, wird ein solcher Orgasmus nie vollständig befriedigend sein. Kein Wunder, denn der Fluss sexueller Energie findet lediglich begrenzt statt und karmischer Ballast und einschränkende Glaubenssätze sind nicht völlig außer Kraft gesetzt. Obwohl auch das zweite

Chakra und die physisch-materiellen Chakren für einen Energieaustausch sorgen, wird es dennoch nicht genügend sexuelle Energie geben, um auch die anderen Chakren zu aktivieren, die Auren zu füllen und einen vollständigen Energiefluss zwischen sich und dem Partner zu gewährleisten.

Wenn ein Paar im zweiten und in den physisch-materiellen Chakren relativ blockadefrei ist und ihre menschlichen Herzen ausreichend Liebe reflektieren, kann zwischen den beiden durchaus genug sexuelle Energie fließen. Dann kann auch ein rein genitaler Orgasmus relativ befriedigend sein. Auf jeden Fall hängt die Qualität eines Orgasmus immer vom karmischen Zustand eines Menschen ab und davon, in welchem Zustand sich sein Energiefeld befindet.

Das Liebes-Mudra

Die nun folgende Meditation soll dabei helfen, einen genitalen Orgasmus zu verstärken. Dafür müssen Sie im authentischen Verstand gegenwärtig werden und anschließend Ihr zweites Chakra aktivieren. Danach führen Sie das *Liebes-Mudra* aus (siehe Abb. 20). Dies verbessert die Fähigkeit des menschlichen Herzens, sexuelle Energie zu reflektieren, und stärkt das Potenzial der physisch-materiellen Chakren – was den Körper mehr stimuliert. Auf diese Weise kann auch ein rein genitaler Orgasmus viel intensiver und befriedigender ausfallen.

Setze dich für die Meditation gerade und bequem hin. Schließe deine Augen und gehe in die Yoga-Atmung (S. 70 f.). Nun zählst du von fünf bis eins und anschließend von zehn bis eins rückwärts. Um den Körper zu entspannen, führst du die Standard-Methode (S. 58 f.) durch und sagst anschließend: *»Es ist meine Absicht, in meinem authentischen Verstand gegenwärtig zu werden.«* Kurz darauf be-

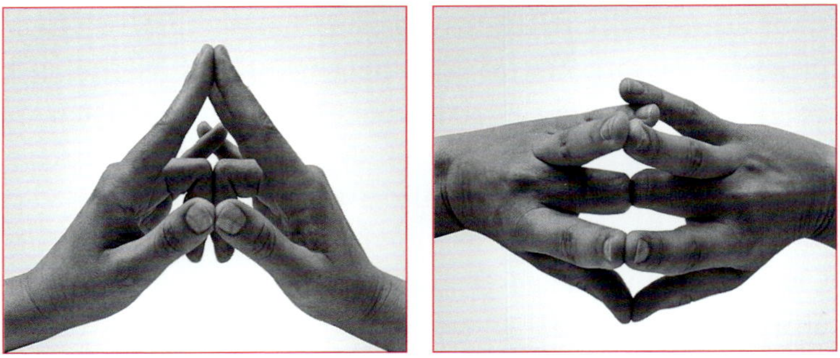

Abb. 20: Das Liebes-Mudra

kräftigst du: *»Es ist meine Absicht, mein zweites Chakra zu aktivieren.«* Nach einigen Momenten gehst du zum Liebes-Mudra über. Öffne dafür deine Augen, aber fokussiere sie auf nichts.

Lege deine Daumen Kante an Kante aneinander, damit die Akupressurpunkte seitlich des Nagels zusammenliegen und so stimuliert werden. Deine Zeigefinger führst du ausgestreckt Kuppe an Kuppe zusammen und die Mittelfinger rollst du Richtung Handfläche ein und legst sie zwischen dem ersten und zweiten Gelenk aneinander. Deine Ringfinger berühren sich – wie deine Zeigefinger – ausgestreckt an den Kuppen, den linken kleinen Finger legst du zwischen Nagel und erstem Gelenk auf den rechten kleinen Finger (siehe Abb. 20).

Halte das Mudra mit geschlossenen Augen für zehn Minuten, und bleibe dabei in deinem authentischen Verstand zentriert. Dann zählst du von eins bis fünf, löst das Mudra und öffnest deine Augen. Du wirst dich hellwach fühlen, vollkommen entspannt und besser als zuvor.

Um einen besseren genitalen Orgasmus zu erreichen, sollten Sie das Liebes-Mudra *sieben Tage in Folge anwenden.* So wird das zweite Chakra aktiver und das menschliche Herz kann mehr sexuelle Energie reflektieren. Die physisch-materiellen

Chakren werden die physisch-materiellen Körper in stärkerem Umfang anregen können und genitale Orgasmen werden viel länger andauern und wesentlich befriedigender sein.

Der Ganzkörperorgasmus und das Herz-Chakra

Bei einem Ganzkörperorgasmus ist viel mehr sexuelle Energie im Spiel als bei einem rein genitalen Orgasmus. Dieses »mehr« an Energie lässt sich mit dem Partner teilen und man wird über einen viel größeren Zeitraum in der Lage sein, sexuelle Intimität miteinander zu erfahren, da in diesem Zustand alle Chakren aktiver sind.

Die sexuelle Energie fließt dann durch alle Meridiane, füllt die Auren und fließt von dort zurück in die physisch-materiellen Körper. Dies wiederum stimuliert das Nervensystem und stärkt das sexuelle Verlangen. Wenn sich dieser Prozess vollendet, kommt es zu einer regelrechten Explosion an sexueller Energie im Energiesystem; und dann steht der Erfahrung weiterer Ganzkörperorgasmen nichts mehr im Wege.

Ein Ganzkörperorgasmus bringt für jedes einzelne Chakra besondere Vorteile: Sowie das erste Chakra aktiviert wird, stellt sich ein Gefühl von Sicherheit ein; ein aktiviertes zweites Chakra sorgt für mehr Lebendigkeit und eine viel klarere geschlechtliche Ausrichtung und wenn das dritte Chakra durch den Energiestrom aktiviert ist, wird man sich vollkommen geborgen fühlen, Vertrauen haben und rundum befriedigt sein. Ein aktiviertes, viertes Chakra bringt Zuversicht und Selbstliebe und das fünfte Chakra sorgt für Freude und Ausdrucksfähigkeit. Ein aktiviertes sechstes Chakra wird den eigenen Willen stärken und mit einem aktivierten siebten Chakra gelangt man in einen transzendenten Zustand.

Wenn die ätherischen Chakren aktiviert werden, lassen sich Gefühle viel leichter ausdrücken und auflösen und das eigene Einfühlungsvermögen wird zunehmen. Mit aktivierten physischen und physisch-materiellen Chakren ist man viel geerdeter und hat vollen Zugang zur Fülle der physischen und der physisch-materiellen Welt.

Da Sie sich im Herz-Chakra zentrieren müssen, um einen Ganzkörperorgasmus zu erleben, wird Ihnen auch der energetische Zustand des Partners viel bewusster werden – Sie können dann umso leichter spüren, was er oder sie braucht oder sich wünscht, um sexuelle Erfüllung zu erfahren. Natürlich wird auch die sexuelle Ekstase viel stärker werden, und Sie werden ein viel höheres Maß an Vergnügen, Liebe, Intimität und Freude miteinander teilen können. Aktivieren Sie also für einen Ganzkörperorgasmus Ihr Herz-Chakra und zentrieren Sie sich darin. Danach aktivieren Sie die übrigen zwölf Chakren im Körper und wenden anschließend das *Mudra für Selbstakzeptanz* an (siehe auch S. 36 f.).

Setze dich wie immer gerade und bequem hin und durchlaufe die üblichen Vorbereitungen, um dich für die Meditation zu entspannen. Dein erster Satz lautet: *»Es ist meine Absicht, mein Herz-Chakra zu aktivieren und mich darin zu zentrieren.«* Danach bekräftigst du: *»Es ist meine Absicht, mein erstes Chakra zu aktivieren.«* Lass dir immer einen Moment Zeit, bevor du denselben Satz auch auf dein zweites, drittes, fünftes, sechstes, siebtes, dann auf dein oberes und unteres ätherisches, dein oberes und unteres physisches und dein oberes und unteres physisch-materielles Chakra anwendest.

Wenn du alle 13 Chakren nacheinander aktiviert hast, bekräftigst du: *»Es ist meine Absicht, auf den Ebenen der 13 Chakren in meinem Körper gegenwärtig zu werden.«* Dann sagst du: *»Es ist meine Absicht, meine Wahrnehmungsorgane auf den Ebenen der 13 Chakren in meinem Körper nach innen zu richten.«*

Lass dir wieder eine kleine Weile Zeit und wende dann das *Mudra für Selbstakzeptanz* an. Führe dafür deine Zungenspitze an den oberen Gaumen und gleite mit ihr nach hinten bis zu der Stelle, wo der Gaumen weich wird. Dann legst du deine Fußsohlen aneinander. Deine Daumen fügst du seitlich vom Ballen bis zur Spitze zusammen, dein rechter Zeigefinger legt sich – am ersten Gelenk eingeknickt – über deinen linken Zeigefinger, die Mittelfinger liegen Kuppe an Kuppe aneinander, die Ringfinger werden Richtung Handfläche gerollt und berühren sich zwischen dem ersten und zweiten Gelenk und die Kuppen der kleinen Finger liegen ebenfalls aneinander (siehe Abb. 2, S. 37).

Halte das Mudra ungefähr zehn Minuten lang und bleibe dabei in deinem Herz-Chakra zentriert. Nach zehn Minuten löst du die Finger und bringst Zunge und Füße zurück in die Normalposition. Dann zählst du von eins bis fünf und kehrst in deinen normalen Bewusstseinszustand zurück.

Sie sollten diese Meditation *fünf Tage in Folge ausführen* und sich erst dann auf ein Liebesspiel einlassen. Denn nach dieser Zeit wird viel mehr sexuelle Energie durch die 13 Chakren im Körper strömen. Wenn sie dann noch in den 13 Dimensionen in Ihrem Energiefeld gegenwärtig bleibt, steht dem Erleben eines Ganzkörperorgasmus nichts mehr im Wege.

Der multiple Ganzkörperorgasmus

Es existiert die weitverbreitete Annahme, dass nur Frauen multiple Ganzkörperorgasmen haben können – aber das ist schlichtweg falsch. Für einen Mann ist diese Erfahrung genauso möglich. Wenn man schon einen Ganzkörperorgasmus erlebt hat, ist der Schritt zu einem multiplen Ganzkörperorgasmus gar nicht mehr so weit. Man muss sich dafür in seinem

Herz-Chakra und seinem vierten Chakra unterhalb des Körpers zentrieren, da die beiden miteinander korrespondieren. Anschließend aktiviert man die übrigen 12 Chakren in seinem Körper sowie auch das erste, zweite, dritte, fünfte, sechste und siebte darunter, denn sie entsprechen den Chakren innerhalb des Körpers.

Auf diese Weise werden die Schranken durchbrochen, die das eigene sexuelle Erleben beeinträchtigen – inbesondere wenn es sich um Anhaftungen an Dualitäten handelt wie zum Beispiel das Konzept von »richtig« und »falsch«. Ent-Zweiungen dieser Art führen nämlich dazu, dass sexuelle Energie nicht in beide möglichen Richtungen fließen kann – die Chakren im Körper hinauf und die Chakren unter dem Körper hinab. Doch nur wenn sexuelle Energie in beide Richtungen fließen kann, ist ein multipler Ganzkörperorgasmus möglich.

Für die entsprechende Meditation setzt du dich wieder gerade und bequem hin und durchläufst die nötigen Entspannungsschritte. Dann bekräftigst du: *»Es ist meine Absicht, mein Herz-Chakra und mein viertes Chakra unter meinem Körper zu aktivieren und mich in beiden zu zentrieren.«* Kurz darauf fügst du hinzu: *»Es ist meine Absicht, mein erstes Chakra zu aktivieren.«* Wiederhole dasselbe für alle 11 übrigen Chakren in deinem Körper und aktiviere anschließend dein erstes, zweites, drittes und dein fünftes, sechstes und siebtes Chakra unter dem Körper. Als Nächstes bekräftigst du: *»Es ist meine Absicht, meine Wahrnehmungsorgane auf den Ebenen der 13 Chakren in meinem Körper und der ersten sieben Chakren unter meinem Körper nach innen zu richten.«*

Nimm dir fünf Minuten Zeit, um die Veränderung zu genießen. Unmittelbar im Anschluss führst du das *Mudra für Selbstakzeptanz* aus (siehe S. 36 f.). Nach zehn Minuten löst du deine Finger, Füße und deine Zunge wieder, zählst von eins bis fünf und öffnest die Augen.

Wenn Sie diese Meditation regelmäßig anwenden und die sexuelle Energie im eigenen Energiefeld nach oben und nach unten fließen kann, ist es nur eine Frage der Zeit, bis Sie einen multiplen Ganzkörperorgasmus erleben werden.

Atman und der endlose Orgasmus

Ein endloser Orgasmus ist kein Mythos. In der sexuellen Magie des Tantra und Tao wird er oft als höchstes aller Ziele beschrieben. Er zeichnet sich dadurch aus, dass er nach dem schlussendlichen Höhepunkt – beim Mann wäre das die Ejakulation – noch weitergeht und das gesamte Energiesystem geradezu erbeben lässt. Die durch einen solchen Orgasmus freigesetzte Energie kann noch stundenlang oder in einigen Fällen sogar Tage weiterpulsieren. Es ist wohl unnötig zu erwähnen, dass uns ein solcher Orgasmus in einen außerordentlich berauschten Zustand versetzt.

Für einen endlosen Orgasmus muss sexuelle Energie aber nicht nur frei durch die Chakren in, über und unter dem Körper fließen können – man muss sich dafür statt im menschlichen Herzen oder im Herz-Chakra in seinem *dritten Herzen* – in *Atman* – zentrieren. Sobald man in *Atman* zentriert ist, löst man sich von seinem Ich, vom karmischen Ballast und von den Feldern individueller Energie, die den individuellen Verstand und das Ego zusammensetzen. Auf diese Weise tritt Loslösung an die Stelle von Anhaftung, man kann von ihrem Einfluss zumindest vorübergehend frei sein. Wenn die Loslösung ausreichend ist und die eigenen Anhaftungen im Energiefeld keine Kontraktionen mehr verursachen, kann sexuelle Energie während des Orgasmus frei durch das gesamte Energiesystem strömen und schließlich in einem endlosen Orgasmus gipfeln.

Um sich für einen endlosen Orgasmus vorzubereiten, sollten Sie sich zuerst in *Atman* zentrieren. Dann aktivieren Sie die 13 Chakren im Körper und die ersten sieben darunter. Anschließend führen Sie das *Mudra für orgasmische Glückseligkeit* aus (siehe S. 210 ff.).

Setze dich wie immer bequem und gerade hin, schließe die Augen und durchlaufe das übliche Entspannungsprogramm. Dann bekräftigst du: *»Es ist meine Absicht, mich in Atman – meinem dritten Herzen – zu zentrieren.«* Anschließend sagst du: *»Es ist meine Absicht, mein erstes Chakra zu aktivieren.«* Verwende denselben Satz, um alle übrigen Chakren in deinem Körper und die ersten sieben Chakren unter dem Körper zu aktivieren. Dann bekräftigst du: *»Es ist meine Absicht, meine Wahrnehmungsorgane auf den Ebenen meiner dreizehn Chakren im Körper und der ersten sieben Chakren unter meinem Körper nach innen zu richten.«*

Nimm dir fünf Minuten Zeit, um die Veränderung zu genießen. Dann gehst du zum *Mudra für orgasmische Glückseligkeit* über bleibst jedoch in deinem dritten Herzen zentriert.

Öffne deine Augen, aber fokussiere sie auf nichts. Bring deine Zungenspitze wieder an die weiche Stelle am oberen Gaumen, lege deine Fußsohlen aneinander und führe deine Hände vor den Solarplexus. Lege beide Daumenkuppen in Richtung Solarplexus aneinander. Rolle deine Zeigefinger leicht ein und lege sie Nagel an Nagel bis zum ersten Gelenk aneinander. Deine Mittelfinger rollst du ebenfalls ein, legst sie aber zwischen dem ersten und zweiten Gelenk aneinander. Deine Ringfinger und kleinen Finger rollst du einfach locker in die Handfläche, ohne dass sie sich berühren (siehe auch Abb. 19, S. 212).

Schließe nun deine Augen und halte das Mudra für zehn Minuten. Bleibe in *Atman* zentriert. Nach zehn Minuten bringst du dich behutsam aus der Meditation heraus.

Es empfiehlt sich, die Meditation erst dann anzuwenden, wenn Ihnen schon ein multipler Ganzkörperorgasmus gelungen ist. Die volle Wirkung wird sich in den meisten Fällen erst nach und nach einstellen – aber mit jedem Mal wird mehr Energie durch Ihr System fließen können, bis auch Sie einen endlosen Orgasmus erleben werden.

Verschiedene Stellungen

Im Tantra gibt es einige besondere Stellungen, die einem Paar dabei helfen können, »orgasmischer« zu werden. Einige davon werde ich im Folgenden vorstellen:

Die geöffnete Stellung: Bei dieser Position liegt die Frau mit angewinkelten, geöffneten Beinen auf dem Rücken. Der Mann sitzt zwischen ihren Beinen und legt seinen Penis behutsam an die Öffnung ihrer Vagina. Mit seinen Händen und Fingern verwöhnt er sie und ihre *Yoni*. Nach einer Weile sollte er seine Hände wegnehmen, seinen Penis langsam einführen und sanft zu stoßen beginnen.

Die zweite, geöffnete Stellung: Auch bei dieser Technik liegt die Frau auf dem Rücken, öffnet ihre Beine und winkelt die Knie an. Ihre Vagina wird so in voller Pracht gezeigt und beschenkt den Mann mit ihrem Anblick. Er legt sich mit geraden, nach hinten ausgestreckten Beinen über sie und beginnt langsam in sie einzudringen. Hin und wieder zieht er seinen Penis ganz heraus, was sie zusätzlich erregt und seine Erektion noch verstärkt. Nach einer Weile sollte er sein Stoßen nicht mehr unterbrechen, und beide können den Liebesakt fortführen, bis sie zum Höhepunkt gelangen.

Die gleichbeinige Stellung: Auch bei dieser Stellung liegt die Frau auf dem Rücken, während der Mann zu ihren Füßen sitzt und ihre Beine so anhebt, bis nur noch ihre Schultern und ihr Kopf auf dem Boden liegen. Sie sollte ihre Beine auf den Schultern ihres Partners ablegen oder um seinen Kopf schlingen. Der Mann kann in dieser Position tief eindringen und Tiefe und Stärke seiner Stöße genau regulieren.

Die weit geöffnete Stellung: Auch in dieser Position liegt die Frau auf dem Rücken. Sie öffnet ihre Beine ausladend und winkelt ihre Knie leicht an. Der Mann befindet sich auf ihr und stützt sich zunächst mit seinen Unterarmen ab. So können sich beide in die Augen sehen. Mit ihren Händen kann die Frau ihre Brüste streicheln oder Kopf, Gesicht oder Oberkörper ihres Partners liebkosen. Dann dringt der Mann in die Frau ein und bleibt in ihr, bis beide zum Höhepunkt kommen.

Diese klassischen Positionen können dabei unterstützen, genügend sexuelle Erregung und Freude aufzubauen, sodass der Sex und natürlich auch der Orgasmus beider Partner zu größtmöglichem Vergnügen und Befriedigung führt. Am allerwichtigsten dabei ist immer, so viel energetischen Kontakt wie möglich aufrechtzuerhalten. Wenn man das beim Vorspiel, Beischlaf und Nachglühen wirklich beherzigt, kann man als Paar unaufhörlich Vergnügen, Liebe, Intimität und Freude miteinander erfahren.

Das Nachglühen

Tantriker beschreiben den Moment des Höhepunkts oft als eine Erfahrung, die die Sinne übersteigt – so als ob in diesem Moment eine unmittelbare Verbindung mit der absoluten

Wahrheit, mit dem absoluten Sein, stattfindet. Man erfährt einen Moment, in dem es keine Stimme gibt, kein Bild, keine Vision – nur sexuelle Ekstase und eine transzendente sexuelle Beziehung.

Es stimmt, dass ein vollständiger Orgasmus Partner näher zueinanderbringt und sexuelle Ekstase möglich macht, aber es ist auch wahr, dass sexuelle Ekstase nicht mit dem Orgasmus endet. Die Chakren, die während des Vorspiels und des Beischlafs aktiv geworden sind, hören selbst nach einem multiplen Ganzkörper- oder einem endlosen Orgasmus nicht auf, sexuelle Energie auszustrahlen. Man spricht in diesem Fall vom *Nachglühen*. Und dieses Nachglühen ist ein sehr wichtiger und nicht außer Acht zu lassender Bestandteil einer intimen sexuellen Beziehung.

Während des Nachglühens sollte man so viel energetischen Kontakt wie nur möglich aufrechterhalten. Man sollte sich fest umschlungen halten, sich in die Augen schauen oder die Chakren im Körper und die kleinen Energiezentren in den Händen und Füßen aneinander legen. Eine Massage, sich streicheln und berühren, die Füße aneinander reiben – all das sind nicht nur rein körperliche Streicheleinheiten. Durch die kleinen Energiezentren (siehe S. 80, 83 f.) in diesen Körperteilen werden wichtige energetische Verbindungen gestärkt – auch wenn der eigentliche Orgasmus schon vorüber ist.

Wenn man zum Beispiel seine positive Hand einsetzt (bei Rechtshändern rechts, bei Linkshändern links), um den Nacken des Partners zu streicheln, stärkt man damit sein fünftes Chakra und seine oder ihre Fähigkeit, authentische Emotionen zu erfahren und auszudrücken – insbesondere Freude. Streichelt man den unteren Rücken des Partners, stärkt man den Fluss sexueller Energie in seinem Becken. Streicht man mit der positiven Hand die Wirbelsäule hinauf, stärkt das den Fluss sexueller Energie im *Gouverneur*-Meridian.

Es gibt außerdem zwei Akupressurpunkte im Körper, die sich aktivieren lassen, um das Nachglühen des Partners noch zu verstärken. Der erste liegt in der kleinen Einbuchtung unter dem Steißbein und der zweite befindet sich am Hinterkopf, sechs Zentimeter unterhalb des Kronen-Chakras (siehe Abb. 21).

Um sie zu aktivieren, lege den Mittelfinger deiner positiven Hand auf den Punkt unterhalb des Steißbeins deines Partners und übe sanften Druck aus. Der Mittelfinger der negativen Hand liegt auf dem Punkt am Hinterkopf. Halte die Finger zwei bis drei Minuten lang in dieser Position. So kann sexuelle Energie auch nach dem Orgasmus viel freier durch das Energiefeld deines Partners fließen und ihn oder sie von den Fußsohlen bis über die Krone hinaus durchströmen.

Die Wiege

Es gibt noch eine andere Position, die das Nachglühen intensiver macht – genannt die *Wiege*. Bei der Wiege sitzt einer von beiden im Schneidersitz, während der andere seinen Kopf in den Schoß des anderen legt. Der sitzende Partner nimmt den Kopf des Liegenden mit gespreizten Fingern sanft in die Hände, sodass er wie in einer Wiege gehalten wird.

Der sitzende Partner sollte in seinem authentischen Verstand gegenwärtig sein, während er den anderen hält. Bei jeder Ausatmung atmet der Sitzende nun sexuelle Energie in das Kronen-Chakra des Liegenden. So wird der Strom sexueller Energie das Nachglühen noch intensivieren und verlängern.

Nach ungefähr zehn Minuten sollten die Plätze getauscht werden. Wenn Sie das Nachglühen genauso praktizieren und pflegen wie den eigentlichen sexuellen Akt, kann daraus eine sehr erfüllende und befriedigende Erfahrung werden, die der sexuellen Ekstase während des Vorspiels und des eigentlichen Geschlechtsaktes in nichts nachstehen wird.

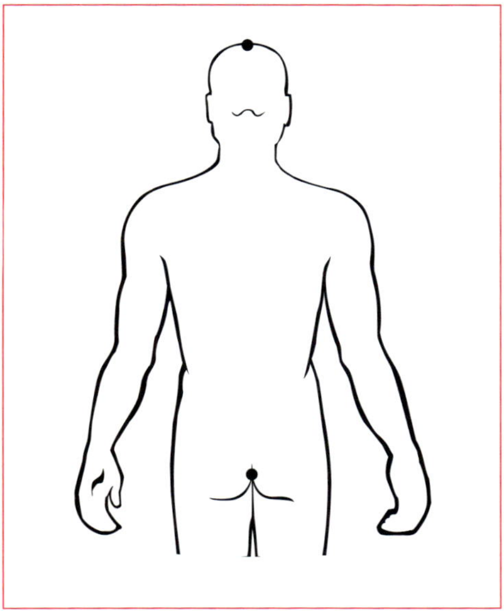

Abb. 21: Akupressurpunkte zur Verstärkung des Nachglühens

In diesem Buch sind Sie mit vielen Facetten vertraut gemacht worden, die Eros, Sex und Transzendenz ausmachen. Bleibt abschließend zu sagen:

Wenn der Energiefluss im eigenen Feld durch Absicht und Wille, regelmäßiges Meditieren und durch Ausrichtung auf das universelle Selbst gestärkt ist und so jegliche Anstrengung oder Anspannung aus dem eigenen Sexleben verschwindet, wird es plötzlich erstaunlich leicht, einen multiplen Ganzkörper- oder einen endlosen Orgasmus zu erleben. Ströme aus sexueller Energie, die über lange Zeit ins Stocken geraten waren, werden ihren Fluss wieder aufnehmen und durch alle energetischen Körper strömen. Dann hat man das Gefühl, miteinander zu verschmelzen - eins zu werden - und man kann ganz bewusst erleben, wie es ist, untrennbar mit dem Universellen Bewusstsein verbunden zu sein.

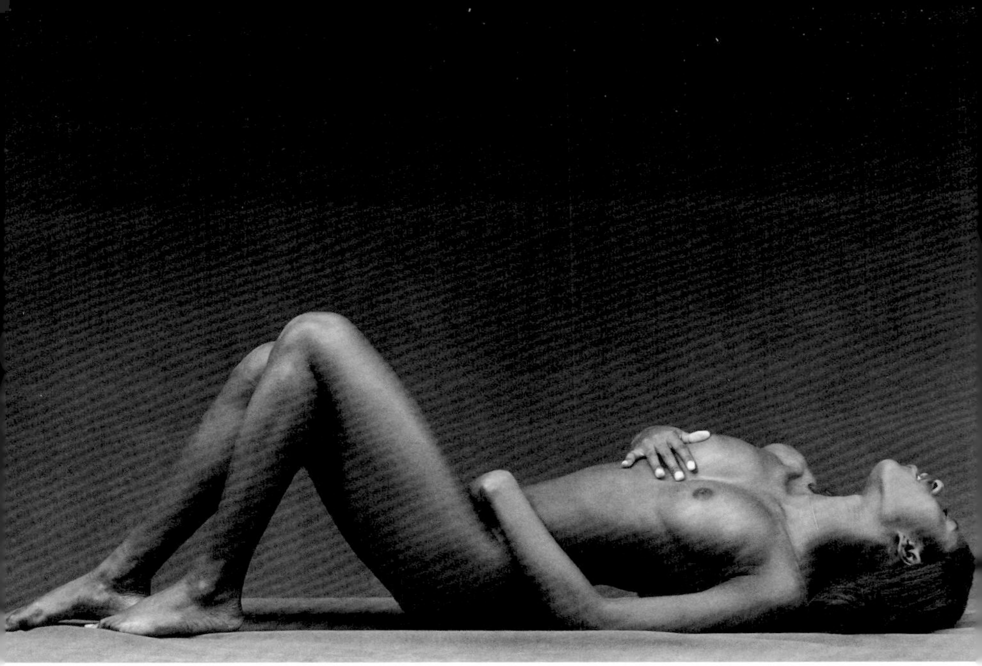

Mudras, Meditationen und Übungen im Überblick

Mudras

Meditationen / Übungen